Du même auteur

Médecin de la liberté
(avec Igor Barrère), *Le Seuil,* 1980.

Une certaine idée de la médecine
(avec Alexandre Minkowski), *Ramsay,* 1981.

Du bon usage de la vie et de la mort,
Fayard, 1983.

Ce que je crois,
Grasset, 1986.

Paul Milliez

CE QUE J'ESPÈRE

Suivi du Journal d'une drôle de guerre

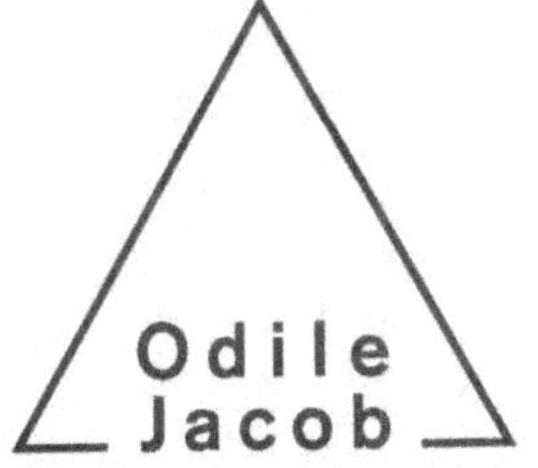

L'auteur remercie Antoine Hess et Jean-Luc Fidel
pour leur contribution essentielle.

Avant-propos

Médecin, mais aussi chrétien, j'ai choisi de ne jamais me taire lorsque mes convictions me l'imposaient et lorsque les principes auxquels fermement je crois sont en jeu. J'ai choisi de devenir médecin par une vocation qui reflétait au fond beaucoup de ce que mon éducation catholique avait fait de moi. J'espère ne pas m'être trahi.

Une vie n'est jamais un modèle. C'est tout au plus un exemple qu'on ne doit pas suivre, si l'on veut être avant tout soi-même. Sa singularité irréductible en fait malgré tout un objet de méditations. Les esprits forts déplorent l'indécence qu'il y aurait à parler de soi. Ils préfèrent les belles idées, les généralités, vides souvent de toute humanité, et les idéologies. Pourtant on ne paraît trop parler de soi que parce qu'on n'en parle jamais assez bien.

Que ceux qui pensent que le passé ne nous importe plus, lorsque témoins ou acteurs se racontent, ferment mon livre. Ceux-là croient déjà tout savoir. A quoi bon leur demander d'écouter encore ? Que ceux qui songent que les médecins parlent trop ferment ce livre. J'espère que seringues, scalpels, scanners et antibiotiques suffisent à leurs maux. Que ceux qui songent que prêtres et théologiens ont seuls vocation à parler de Dieu et des âmes ferment, eux aussi, ce livre. Que ceux qui pensent que politiques, juristes et experts ont seuls autorité pour discourir de la liberté ferment ce livre. Il n'est pas écrit pour tous ceux-là. Mais pour tous les autres, hommes simplement, qui comme moi refusent de céder devant la douleur, l'intolérance, le sectarisme et l'oppression. Je ne sache pas que ces maux aient disparu et qu'il soit devenu inutile d'en reparler encore.

CHAPITRE I

Une jeunesse

Enfance

Je résumerais bien volontiers mes premières années par un chant encore si présent à ma mémoire : « Vive la France, / Allons enfants de la patrie... / Hors de l'Eglise point de salut ! » Voilà ce qu'on m'enseignait dans mon enfance. Et j'y croyais, puisque je vivais dans un milieu qu'on dirait aujourd'hui intégriste, et qui était seulement le milieu chrétien d'antan. Descendant de nombreuses générations de catholiques flamands et lorrains, je suis donc congénitalement chrétien. J'ai vécu mes premières années dans un milieu très fermé, très protégé, dans une atmosphère catholique, à la maison d'abord, mais aussi chez les Frères des Ecoles chrétiennes, puis chez les Jésuites, où j'ai étudié jusqu'à dix-sept ans. Pour moi, alors, il n'existait qu'une Eglise, l'Eglise, qu'un seul Dieu, le Dieu Unique en trois personnes. Chaque jour, jusqu'à mon entrée en médecine, et même durant les vacances, j'allais prier devant le Saint Sacrement. Les protestants n'étaient, pour moi, alors, que des hérétiques que la monarchie avait chassés de France ou bien qui avaient accepté de se convertir. Les juifs, ceux de l'Ancien Testament, avaient disparu. Les orthodoxes, nos frères lointains, restaient privés de tout contact avec le trône de Rome, ou bien, comme ce fut le cas pour un condisciple russe chez les Jésuites, menaient la même vie et observaient les mêmes pratiques que nous.

Ma découverte des « hérétiques », des « schismatiques » et des juifs ou des musulmans, je la dois à mes premières années d'études de médecine. Ce sont elles qui m'ont permis de découvrir la réalité d'un monde que je ne connaissais que partiellement et imparfaitement, à travers le seul prisme de ma première éducation. Ce que je savais de l'Islam, en effet, je le devais aux récits des Croisades qui avaient peuplé mon enfance. Les guerres de religions me semblaient avoir exigé de nos aïeux un courage, au milieu des massacres, qui avait permis à Dieu de nous reconnaître pour les siens. Le règne passager d'Henri IV ne me troublait même pas. Paris valait bien une messe ! Il avait donc reconnu bien vite ses errements passés ! Tout comme les miens, et comme beaucoup d'autres catholiques de l'époque, je n'avais aucun doute sur moi-même non plus que sur ma foi. Elle m'apparaissait plus ferme encore que le monde extérieur, ce monde qu'au fond, je connaissais si peu et si mal. L'avenir même ne provoquait aucune inquiétude, l'essentiel étant l'éternel. Si, comme les miens, je me souciais de ma vie présente, c'était pour assurer, par une vie temporelle aussi parfaite que possible, ma vie future... en dépit du péché originel auquel, malgré les efforts répétés de mes maîtres, je ne comprenais rien ! Plutôt que le péché d'orgueil, réservé aux anges déchus en Enfer, c'était au péché de chair, pensais-je alors, que nous devions la vie mais aussi la mort !

L'histoire religieuse ne perturbait guère les jeunes gens comme moi, car la lecture de la Bible nous était peu recommandée. Notre vie spirituelle s'alimentait à la seule source des Evangiles, des Actes des Apôtres et de toute la littérature édifiante. Nous ignorions tout de l'Eglise chrétienne naissante, tout comme nous ne savions rien des mœurs de la hiérarchie catholique jusqu'à la Révolution. Les prêtres concordataires, les Talleyrand et les Fouché, surgis du néant de notre ignorance de l'histoire, nous scandalisaient, mais ils ne modifiaient en rien notre image naïve de l'Eglise.

Quand je sortais, c'était pour aller de chez moi à l'école, chez les Frères ou les Jésuites. Mon enfance s'est ainsi passée, entre ma mère, personnage étonnant, qui était l'homme de la famille, et mon père, si précautionneux et si craintif, et que les revers de fortune de mon grand-père avaient rendu plus qu'économe. Nous n'étions pas vraiment dans le besoin. Mais très vite, je ressentis une certaine gêne qui me rendait un peu honteux. Je ne pouvais m'acheter à ma guise le chocolat qui faisait la joie de mes camarades. J'avais bien toujours sur moi un billet de cinq francs, mais chaque semaine je devais le montrer à ma mère, en signe de mon esprit d'économie. Cet argent, je ne devais pas le dépenser. Il me fallait le conserver précieusement sur moi, en cas d'accident. Et jamais je n'ai entamé ce billet, symbole en quelque sorte de ma honte, de la hantise de la pauvreté, mais aussi de ma détermination à respecter la loi familiale.

Cette jeunesse protégée fut brusquement bouleversée par ma volonté intransigeante de faire ma médecine. Ma famille, selon ses usages propres, m'avait destiné à la prêtrise parce que j'étais l'aîné. C'était l'habitude, à l'inverse de ce qui se pratiquait autrefois dans les familles nobles dans lesquelles c'était au contraire le cadet qui devait devenir prêtre. Quand j'exprimai mon désir de devenir médecin, ce fut un drame épouvantable. On transigea d'abord en me proposant pour avenir Saint-Cyr ou le Droit. Nouveau refus, nouveaux cris, nouvelles larmes. Je dus subir maints entretiens avec l'aumônier du collège jésuite dans lequel j'avais été élevé, qui avaient pour but de me dissuader d'embrasser la carrière de médecin, porte ouverte à l'athéisme. Mon professeur de sciences naturelles vint même me voir pour me jeter dédaigneusement : « Mon pauvre ami, si vous entreprenez votre médecine, vous n'arriverez même pas au bout de votre première année. » Rien n'y fit. Je restai déterminé, tant le séjour passé à sept ans chez mon oncle médecin avait suscité en moi une vocation inflexible. Après quelques semaines pénibles, on céda finalement.

Paul Rivet ou l'ouverture

L'entrée au PCN, année préparatoire à la médecine, à la Faculté des Sciences, allait me conduire à comprendre enfin que le monde, même réduit à l'échelle de la seule France, n'était en rien aussi monolithique que je l'avais cru jusqu'alors. Etait-ce dû à l'influence de Paul Rivet, le frère aîné de ma mère, qui prit alors conscience de mon existence et m'accueillit au Museum d'Histoire Naturelle, où il enseignait l'anthropologie ? Sa présence familiale, soudainement révélée, ses opinions socialistes qui choquaient mes proches, ont-elles compté dans mon choix ? Si je n'avais pas eu Paul Rivet pour oncle, sans doute serais-je malgré tout devenu médecin. J'y étais déjà fermement résolu. Mais il a été une aide indiscutable et il s'est comporté en oncle attentionné avec moi, l'ancien petit élève des curés. Il s'était d'abord vivement opposé à ce qu'on m'inscrive chez les Frères des Ecoles chrétiennes, puis chez les Jésuites. Une fois ma décision prise, lui qui durant mon enfance était resté méfiant à mon égard sortit de sa réserve distante et presque dédaigneuse, pour jouer pleinement son rôle d'oncle protecteur, d'initiateur presque. Il n'avait pu entrer à l'Ecole Normale Supérieure parce que ses parents n'avaient pas l'argent nécessaire pour lui permettre d'en préparer le concours. Il décida donc de m'aider. C'est ainsi par exemple qu'il m'offrit un demi-squelette dont j'avais besoin pour mes études d'anatomie. Je me souviens qu'il s'agissait d'un demi-squelette gauche. C'était curieusement moins cher que le droit. Nous déjeunions une fois par semaine chez lui, avec son épouse équatorienne. Il l'avait rencontrée en Equateur, alors que, nièce du Président de la République, elle était déjà mariée et mère de trois enfants malgré ses dix-sept ans. Il s'éprit d'elle et sa passion fut telle qu'il l'enleva dans le carrosse de l'Archevêque de Quito. Il devait rester en Equateur. Aussi envoya-t-il sa conquête seule en France, où son frère Eugène, jeune étudiant en médecine, l'accueillit et lui apprit l'argot de salle de garde. Ma grand-mère maternelle ne voulait évidemment pas entendre parler de cette maîtresse qu'elle trouvait encombrante et tapageuse. Rentré en France, mon oncle Paul finit par épouser Mercedes quand son mari fut mort. Il l'avait enlevée, elle était merveilleusement belle, mais une fois le romanesque de cette folle passion passé, il ne l'aimait plus guère et collectionnait les aventures.

Sans doute, autant que mes études de médecine, a-t-il contribué à m'arracher aux images pieuses de mon enfance. J'ai eu ainsi la chance ou la malchance de naître et de grandir dans une famille profondément religieuse où l'élément dissident jouait cependant un rôle essentiel. Cette double influence nous a permis à tous d'évoluer et de faire évoluer nos enfants, tout comme Paul Rivet lui-même d'ailleurs. Lui aussi avait reçu une éducation très chrétienne, comme ses cinq frères et sœurs. Eux étaient restés très croyants et très pratiquants tandis que lui s'était affranchi des influences de sa jeunesse, durant laquelle, jeune médecin lieutenant de cuirassiers portant monocle, il avait d'abord été d'extrême droite avant de virer au socialisme, et d'être même le premier élu du Front Populaire, comme conseiller municipal du 5ᵉ arrondissement de Paris, en 1935.

Jamais son affection et son attention à mon égard ne se sont relâchées. Et plus tard, une fois que je fus devenu médecin, grâce à son appui et ses encouragements, son influence sur mes choix resta considérable. C'est sans doute en grande partie à lui que je dois mon engagement très précoce dans la Résistance.

Peut-être d'ailleurs Paul Rivet s'était-il reconnu dans le jeune catholique têtu que j'étais alors, décidé à rompre lui aussi avec le mode de pensée étroit d'une famille qu'il adorait pourtant ?

Une conversion

En réalité, outre mon obstination naturelle, et ce que d'autres ensuite appelleront mon « mauvais caractère », autrement dit mon esprit de liberté, le scoutisme, qui m'avait révélé le milieu chrétien des lycées, m'avait déjà préparé à l'influence de mon oncle. Déjà j'avais été le seul élève des Jésuites à être aussi scout : chez les uns, on m'appelait « le scout », et parmi les autres, « le curé ». Goût de l'indépendance déjà ? Volonté de me distinguer, de me singulariser, d'être avec les autres, proche d'eux, sans jamais être tout à fait comme eux ? Ma grande taille qui me donnait toujours l'air, au milieu de mes camarades de classe, d'avoir un an au moins de retard, ou d'être une sorte de grand frère égaré parmi de plus petits, m'avait sans doute préparé très jeune à ce qui n'était tout de même pas de la déviance ou de la marginalité, mais qui me prédisposait à un constant anticonformisme.

La Compagnie de Jésus, à laquelle je dois beaucoup, et qui a sans doute grandement contribué à ma forme d'humanisme, n'avait pas encore résolu de changer : elle condamnait encore le scoutisme, d'importation britannique. Et si je lui dois une formation des plus classiques, les connaissances que je pus acquérir en mathématiques ou en physique vinrent de mon seul choix.

Pourtant mon désir forcené de devenir médecin n'excluait pas, dans mon esprit, au moins au début, une entrée future en religion. Longtemps j'y ai songé. Pourquoi d'ailleurs ai-je voulu être médecin ? Souvent j'y ai repensé, souvent je me suis efforcé d'analyser, de comprendre les raisons qui ont pu pousser le jeune homme que j'étais à s'opposer, comme je l'ai fait, aux volontés de ses parents, à la pression insistante d'un milieu. Etait-ce la volonté de lui échapper ? Etait-ce, secrètement, le désir de m'identifier à mon oncle, personnage fort, pourvu d'une aura publique et familiale malgré tout très prégnante ? Toujours est-il que la médecine m'apparut comme un sacerdoce, une mission à la faveur de laquelle je pourrais me donner, et, en me donnant, trouver le bonheur. A la fin de mon adolescence, comme aujourd'hui d'ailleurs, le bonheur ne me paraissait possible que par le don de soi, l'action pour les autres, la lutte contre leur souffrance. Ma foi chrétienne, produit de ma première éducation, devait ainsi trouver à se projeter, à s'accomplir et à se réaliser dans ma pratique de médecin. Beaucoup plus sûrement que si j'avais accepté de devenir prêtre. Pour ma famille, la médecine signifiait une rupture, mais pour moi c'était un prolongement, un aboutissement, et même un moyen. A quoi bon une foi solitaire, une foi réduite au rite ou à la prière ? Mes positions futures, mes déclarations souvent opposées à l'Eglise institutionnelle étaient en fait inscrites déjà, en germe, dans mon choix de jeunesse.

Progressivement, à mesure que je découvrais combien la médecine me comblait, combien elle habitait tout entière mon esprit et ma vie, un externat heureux, puis l'internat, me firent renoncer même à l'idée de devenir un jour prêtre. La vie terrestre, où ma foi trouvait une efficience, des malheurs jusqu'alors ignorés, s'offrait à moi. Tout autant qu'à les guérir j'en vins à m'efforcer d'écouter, de comprendre mes malades.

CHAPITRE II

La médecine et la foi

L'hôpital ou la découverte du monde

Ma conversion au monde, c'est entre les murs du vieil hôpital Ambroise-Paré de Boulogne qu'elle eut définitivement lieu. C'est là, tout à coup, très jeune encore, que je découvris la réalité du corps féminin, la réalité de la vie des femmes d'alors. Il y avait bien eu mes sœurs et leurs amies, mais, tout comme moi, elles vivaient dans un milieu protégé, presque artificiel. Au contraire, les jeunes femmes que j'ai soignées au service des fausses couches auquel j'avais été affecté ont en quelque sorte fait une partie de mon éducation, très gentiment, me confiant leurs peines, leurs rêves, leurs amours aussi. Elles ont contribué à me révéler ce qu'était véritablement le monde. Auparavant, j'avais vu mourir, déjà, de tuberculose, et beaucoup de jeunes gens même, à Tenon chez mon maître Pierre Pruvost. Chaque matin j'avais pratiqué une autopsie, œuvrant sur le corps d'un jeune garçon ou d'une jeune fille de mon âge, auxquels parfois je m'étais, à force de soins attentifs, profondément attaché. Parfois c'était notre propre traitement, trop fruste, trop approximatif, qui avait accru leur mal. Mais, à

Ambroise-Paré, dans le service du professeur Desmaret, c'étaient de jeunes femmes en bonne santé qui mouraient à la suite de fausses couches. Cette mort était parfois précédée d'un curetage exécuté en ville par l'un des assistants du service. Nombreuses étaient celles qui, si elles ne mouraient pas, en conservaient des séquelles. Beaucoup même devenaient stériles.

Ce fut à Ambroise-Paré que, médecin déjà quelque peu rebelle, je pratiquai mon premier et seul avortement. J'avais tout juste vingt ans. J'en savais peu alors, de la médecine comme de la vie. Je me fiai à ma seule conscience, sûr de mon bon droit, libre. La jeune femme avait trente-cinq ans. Quatre enfants déjà. Et abandonnée enceinte par son mari. Garder l'enfant signifiait pour elle quitter son emploi d'ouvrière chez Renault et placer ses aînés à l'Assistance Publique. Elle avait déjà essayé elle-même de se faire avorter avec des queues de persil. Je mis les morceaux de sureau nécessaires pour que son utérus se dilate, et je provoquai moi-même une fausse couche. J'agis selon ma conscience, contre les lois. Sans en garder de remords, et sans que le chrétien fervent que j'étais alors ne ressente la nécessité de se confesser de cet acte. C'était un beau début ! Gratuit, affreux, dangereux !

Très vite pourtant les moqueries et les rires qui m'avaient accueilli au début, dans cette salle de femmes, s'étaient tus. J'étais entré dans la vie. Deux ans et quelques ravissantes amours terrestres plus tard, et j'étais nommé interne. Mon service militaire achevé, je n'allais plus vivre que pour mon métier. Adieu à la robe monastique un temps convoitée, vive la robe universitaire ! Je n'eus pas à le regretter.

Pasteur Vallery-Radot

L'homme qui, outre Paul Rivet, a le plus compté durant mes années d'études, et même après, celui qui m'a le plus marqué, c'est Pasteur Vallery-Radot, le petit-fils de Pasteur, l'ami et le médecin de Debussy.

Reçu à l'externat et encore un peu ignorant des mœurs médicales, j'étais allé solliciter une place auprès de lui. Il me la refusa d'abord, parce que je n'étais recommandé par personne. Je partis, désolé. Je remarquai pourtant que deux de ses élèves venaient d'être admissibles au concours de l'internat. Ils allaient sans doute le quitter. Je revins à la charge. « Je n'ai toujours aucune recommandation, pourtant vous allez avoir une place libre, et je viens vous la demander. » J'étais le premier à y avoir songé ; il était surpris, intrigué et sans doute flatté par mon acharnement. Il me donna la place.

J'avais alors des difficultés d'argent. Il me procura des gardes auprès des veuves d'académiciens dont il cultivait la fréquentation parce qu'il désirait entrer à l'Académie française. C'est ainsi que j'ai pu vivre alors, et payer mes conférences d'internat.

Il me tira également d'affaire lors d'un événement grave qui se produisit alors que j'étais de garde un soir à Bichat. On amena un mort, qui se trouvait être un secrétaire d'Etat du gouvernement d'alors dont Chautemps était Président du Conseil. Le ministre de la Justice m'appela tout de suite, et me demanda de signer les papiers du décès comme si j'y avais assisté. Je refusai tout net d'agir ainsi dans des circonstances qui me paraissaient anormales. Pasteur Vallery-Radot me donna son appui et nous tînmes bon contre le ministre, qui dut se débrouiller autrement pour sauver les apparences. Sans doute s'agissait-il d'un suicide. En tout cas, jamais je ne parvins à connaître la vérité sur cette mort.

Mais surtout, celui qui allait devenir mon maître orienta, guida ma carrière lorsque je devins ensuite son interne. Et lorsque nous nous sommes retrouvés au début de l'Occupation, je devins plus que son élève, son ami presque, et surtout son compagnon de clandestinité, lorsque nos activités dans la Résistance nous obligèrent à nous cacher. Nous logions alors tous deux rue de l'Université, dans un hôtel particulier déserté, où nous avions chacun notre petit appartement et où il gelait l'hiver.

Il avait fondé le Comité médical de la Résistance, et je lui servais de secrétaire général. C'est ainsi que je fus amené à le suivre et à devenir son directeur de cabinet quand, à la Libération, il devint ministre de la Santé. Cet intermède politique fut pour lui très bref... il ne resta que six semaines. Je devins ensuite son assistant, avec Jean Hamburger d'abord, qui finit par reprendre sa liberté et s'installa à l'hôpital Necker. Mon intérêt aurait voulu que je suive peu de temps plus tard cet exemple et prenne, moi aussi, la responsabilité d'un service. Je préférai rester auprès de celui qui était mon maître. Et même lorsque je pris en charge la consultation de l'hôpital Broussais, je restai son assistant, son aide, et ce, jusqu'à sa retraite. Au moment de mourir, c'est d'ailleurs à moi qu'il confia la responsabilité de s'occuper de sa propre femme.

Malgré les honneurs, la vie de PVR est loin d'avoir été toujours heureuse. Il a connu l'échec politique, vu retomber les illusions de la Résistance. Il s'est brouillé avec de Gaulle. Sa vie personnelle a été difficile, insatisfaisante. Il était profondément bon, mais aussi naïf. Il croyait être aimé pour lui-même, pour ce qu'il était et faisait. Bien souvent, il le fut seulement pour son nom et son argent. Petit-fils de Pasteur, il jouissait en effet d'une fortune considérable qui venait d'ailleurs plus de Vallery-Radot, son père, que de sa mère, la fille du savant. Il avait bien connu son illustre grand-père à qui il vouait une vénération sans bornes. Il rassembla inlassablement son œuvre, et l'a publiée. Sept épais volumes où l'on peut désormais lire même certains travaux inachevés de Pasteur témoignent du souvenir dans lequel Pasteur Vallery-Radot vivait.

Comme l'avait fait pour lui-même Widal, son patron, il a joué un rôle déterminant dans l'évolution de ma carrière. Lorsque j'ai passé le concours d'internat, le professeur Füssinger, un grand maître de l'époque, qui avait assisté à mon oral, m'a proposé de devenir son interne. PVR ne m'a pas laissé le choix : « Ce sera lui ou moi. » Ce fut lui bien sûr. Plus tard, Louis Ramon me proposa un poste à Tours. Une carrière en province, confortable et assurée, s'offrait ainsi à moi. De nouveau PVR protesta : « Ce n'est pas monsieur Ramond qui décide de votre sort. C'est moi. Vous restez avec moi. » Et je suis resté. Jusqu'au bout. C'était cela un patron. Il vous propulsait et vous protégeait, mais il vous retenait aussi. De sorte qu'un jour ou l'autre il fallait partir enfin, comme l'ont fait mes camarades J. Hamburger, J. Bernard ou B. Halpern. Ou bien il fallait s'acharner, un peu dans son coin, comme je l'ai fait moi-même avec l'hypertension artérielle qui n'a jamais intéressé mon maître, lui qui préférait les questions académiques.

Je lui dois en tout cas le tour que prit ma carrière. Et il faut bien dire que c'est grâce à lui, dans son ombre et à son contact, que mes camarades et moi-même, malgré les conflits, avons pu en quelque sorte nous épanouir.

Un médecin catholique

Durant ces premières années de formation, merveilleusement pleines et éprouvantes, je m'occupais des vieillards du 14e arrondissement de Paris, au nom de la

Conférence Saint-Vincent-de-Paul. Ils vivaient dans la terreur de leur transfert à l'hôpital Broussais, dont les minables pavillons, plus que vétustes, avaient vu la mort de Verlaine. L'hôpital n'était alors le plus souvent qu'un sordide asile, où, à défaut de pouvoir véritablement soigner et plus encore guérir, on ne parvenait même pas à accompagner, dans un cadre un peu décent, les malades vers une mort pas trop indigne.

Du Broussais d'autrefois, je vis la destruction. Mais on mourait pourtant toujours aussi mal dans les salles communes encore surchargées des nouveaux bâtiments. Devenu assistant, puis chef de service, j'eus toutes les peines du monde à transformer ces immenses salles de trente lits, froides, inconfortables, en petites chambres bien aménagées.

Ai-je assez fait pour ces vieillards ? La médecine moderne a tant progressé qu'elle parvient de plus en plus, de mieux en mieux, à guérir. Le système hospitalier, pourtant, reflet de la société dans son ensemble, oublie encore trop souvent ceux pour qui de toute façon on ne peut plus rien.

Mais la situation n'est-elle pas toujours effroyable ? Entrer dans un service hospitalier chronique et savoir qu'on y mourra, quoi qu'il advienne, au milieu d'autres, pareils à soi, qu'on ne connaît pas ! Tous ces veufs, ces veuves, incapables de se débrouiller seuls, dont la famille ne veut plus ou ne peut pas s'occuper, et qui vont s'éteindre dans ce qu'on appelait autrefois des hospices !

Vivre ainsi confiné dans un lieu toujours plus ou moins inconfortable, et surtout, même s'il s'agit d'un établissement de luxe, détaché du reste du monde, vivre ainsi dans un espace presque de transition, un lieu de « passage », dont on sait bien qu'il n'a qu'une issue, reste de toute façon effroyable, parce que chaque jour c'est l'idée même de la mort qu'il faut affronter.

On comprend alors ce que me disait cet homme merveilleux et étonnant qu'était Marcel Dassault lorsque au dernier instant, il me déclara tout net : « Professeur Milliez, c'est la première fois que je n'ai pas peur de mourir. » Enfin il était libéré de l'idée de la mort.

Or la peur de la mort qui nous en rend douloureuse à l'extrême l'idée, c'est elle que matérialisent nos mouroirs modernes. Notre société cherche ainsi à conjurer sa terreur en effaçant le plus possible les signes publics de ce qui plus que tout l'effraie. Elle les enferme tous dans le secret de l'hôpital, où elle abandonne ses moribonds.

Malgré tout, la tendance est aujourd'hui à transformer ces mouroirs en petites unités, et à développer l'assistance aux mourants. De plus en plus de médecins compétents s'en occupent. Mais lorsqu'ils ont compris que leur action ne doit pas se limiter à quelques soins de propreté, qu'elle doit surtout être psychologique, ont-ils assez d'âme pour rester toujours, et avec tous, attentifs, présents ? Lorsque au contraire, ils veulent aller plus loin et prodiguer de vrais soins, ne parviennent-ils pas seulement à prolonger une vie devenue végétative ?

Dans notre société, qui a confié à l'hôpital seul le soin de s'occuper des mourants, les médecins sont pris entre plusieurs tendances : se contenter d'accompagner la mort, d'aider l'égrotant en diminuant sa douleur et en lui donnant un peu de confort, s'acharner, ou au contraire abréger un mal contre lequel, en profondeur, on ne peut plus rien.

Cette dernière voie constitue-t-elle une solution ? A quoi bon vivre quand plus rien n'est possible, quand la douleur est trop grande ? Mais je ne crois pas que l'euthanasie soit une véritable solution. Elle s'apparente plutôt à une démission. Quant à moi, jamais je ne me suis résolu à la pratiquer. Je m'efforçais d'aider ceux qui mouraient, à réduire leurs douleurs. Lorsqu'il y a quatorze ans, je suis tombé gravement malade, si, au moment de mon coma, j'avais pu parler, j'aurais peut-être supplié qu'on en finisse. Je ne serais plus là aujourd'hui, je ne serais pas progressivement revenu à la vie. Et pourtant, vivre plus longtemps et souffrir est-il souhaitable ? Sans doute ne peut-on répondre d'un bloc. L'attitude du médecin doit donc consister à écouter le malade quand il en est temps, et donc à mieux le connaître. Ce fut en tout cas mon souci constant, et c'est d'ailleurs bien pour cela que je suis devenu médecin.

Ce souci de comprendre, qui m'a tant donné en retour, et de plus en plus avec les années, m'avait aussi poussé à assumer des responsabilités au patronage de l'église de Garges-lès-Gonesse. Dans cette vieille banlieue rouge et gouailleuse, les gosses m'adoraient. J'appris à les amuser. En retour, ils m'enseignèrent ce qu'était leur vie. Ce genre d'expérience, combinée avec la pratique hospitalière, m'a fait découvrir des formes de solidarité qui ont depuis pris un essor considérable, selon des modalités de plus en plus organisées. Nombreux aujourd'hui sont les jeunes médecins qui s'en vont acquérir hors de France, comme ce fut le cas pour moi dans le 14e arrondissement ou à Garges, une expérience humaine riche, pleine, à la faveur des actions humanitaires que mènent de nombreuses associations médicales.

Il est d'ailleurs à la fois réconfortant et un peu inquiétant tout de même de noter le parallélisme entre le développement de ces associations qui privilégient une pratique humanitaire de la médecine et celui de la médecine institutionnelle qui, à mesure de ses progrès, se coupe, elle, du malade pour ne plus se soucier que de la maladie. A la froideur apparente du chercheur qui considère des « cas » plus que des malades répond l'attention des praticiens qui agissent dans le Tiers Monde ou dans ce qu'on appelle aujourd'hui le Quart Monde. Cette dualité est inquiétante. L'évolution de la médecine vers plus d'efficacité fait du médecin lui-même plus un chercheur qu'un praticien. S'il guérit, soigne-t-il toujours ? A l'inverse, ceux qui choisissent la médecine humanitaire, soit par manque de moyens, soit parce que la situation ne se prête pas à autre chose, en sont souvent réduits à pratiquer une médecine rudimentaire. La médecine elle-même est donc coupée en deux. Mais sans doute le souci extrême qui m'habite pour ce qu'on pourrait appeler l'écoute du malade est-il chez moi un héritage de l'époque de ma formation. En ce temps-là en effet, bien souvent, tout ce qu'on pouvait faire parfois c'était écouter, à défaut de guérir. Cela ne m'a rendu que plus désireux d'avancer dans la recherche, mais cela m'a rendu aussi plus attentif que d'autres, plus jeunes, à la dimension humaine de mon travail.

La vocation du chercheur

Si je suis devenu médecin contre une part au moins de mes origines, et si je me suis souvent opposé aux autorités ecclésiastiques, pourtant mon attitude de médecin est restée profondément chrétienne. Alors qu'aux yeux de certains la pratique scientifique implique l'agnosticisme et parfois la froideur rationaliste, je me suis efforcé de mettre mon savoir au service de ma foi, en l'homme autant qu'en Dieu, de comprendre et de servir les autres. Mon travail a constitué l'essentiel de mon existence. J'ai résisté aux sirènes de la politique, qui étaient parvenues à me séduire un temps, en une époque, il est vrai, bien troublée. Je n'ai pas cédé au goût de la gloire et des honneurs.

Quand mes travaux furent bien avancés et ma réputation déjà assise, on me proposa d'entrer à l'Académie de médecine et à celle des Sciences morales et politiques. Je refusai la première, car certaines de mes positions sur le plan de l'éthique médicale, en particulier à propos de l'avortement, m'auraient placé en situation difficile à l'égard de certains confrères. Je repoussai également la seconde tout simplement parce que les honneurs, en eux-mêmes, ne m'intéressent pas. Seul a véritablement compté mon travail de médecin, et les seuls titres que j'ai acceptés de bon gré m'ont été acquis en soignant mes malades.

Et Dieu sait s'il y avait à faire lorsque j'ai commencé à pratiquer. Avant guerre, la syphilis, par exemple, était encore une maladie grave. Aujourd'hui la pénicilline la guérit facilement, mais je me souviens du temps où les hôpitaux étaient remplis de tabétiques, de lésions cardiaques et de paralysies générales conséquences de ce qui était alors encore un véritable fléau social. Sur dix malades, bien souvent trois étaient syphilitiques. Sans compter certains phénomènes curieux qu'on ne parvenait pas à expliquer et qu'on attribuait, pour se rassurer, à la syphilis. Et bien souvent, un certain nombre de malades mouraient de la thérapeutique, le cyanure de mercure essentiellement ou bien le novarcenobenzol ou le bismuth, autant que de la maladie elle-même.

C'est ainsi que, m'occupant essentiellement de maladies rénales, j'ai été amené à en décrire ou redécrire certaines qui étaient mal connues. J'ai en particulier remis à l'honneur l'étude des néphrites ascendantes, qui naissent dans la vessie et remontent le long des uretères. Mais le seul domaine où j'ai vraiment eu un rôle décisif, c'est l'hypertension artérielle. J'ai commencé mes recherches chez des femmes enceintes qui souffraient de ce qu'on appelait alors urémie. On ignorait encore que l'urée n'est qu'un signe, important certes, mais accessoire, qui accompagne l'élévation de la tension artérielle qui seule compte vraiment et dont on ne se souciait guère. Une fois cette erreur d'appréciation relevée, j'entrepris de décrire les trois formes fondamentales de l'hypertension chez la femme enceinte. L'hypertension pure gravidique accompagne la première gestation de la femme souvent très jeune. D'autres grossesses sont ensuite possibles, sans aucun trouble cette fois. Puis, j'ai étudié le cas de femmes en permanence hypertendues, plus âgées et souvent multipares, et enfin, la forme transitoire d'hypertension qui n'a plus rien à voir avec celle de la première grossesse et annonce une hypertension permanente ultérieure.

J'ai choisi ce domaine d'étude lorsque je travaillais dans le service de Pasteur Vallery-Radot, lui-même spécialiste des affections rénales et allergiques. Parmi ses autres élèves, dans ce service, Jean Hamburger avait décidé de se consacrer à la néphrologie, Bernard Halpern et Wolfrom à l'allergie. Il me restait donc à choisir l'hypertension artérielle. J'ai tout d'abord travaillé seul, avant la guerre et pendant l'Occupation. Très vite j'ai été amené à prendre connaissance des travaux de Sir George Pickering, en Angleterre, ainsi que des recherches effectuées à Montréal et à Cleveland, par Paige, élève de Volhart, dans un esprit encore proche de celui de Claude Bernard. En France, nous poursuivions la vieille clinique sans expérimentation sur l'animal. Seul un stage de quatre mois à l'Institut Pasteur nous préparait à comprendre ce qu'était véritablement la recherche scientifique. Quel drame, fécond mais douloureux, fut pour moi en 1948 un séjour aux Etats-Unis et au Canada, où tous les spécialistes nous considéraient, nous Français, avec un mépris amusé ! Mes élèves, parmi lesquels certains se sont plus tard élevés aux premiers rangs de la recherche en la matière, ont ensuite suivi le même chemin que moi. Une fois cliniquement formés en France, ils sont allés apprendre la médecine expérimentale en Amérique.

Jusqu'en 1923-1924, en France, on n'accordait pas grande importance à l'hypertension artérielle. Ce n'est qu'à cette date qu'on a commencé à la mesurer avec précision. Le professeur

André Lemierre travailla sur l'urémie, en conservant la terminologie classique, mais il parvint pourtant à séparer les troubles consécutifs à l'intoxication urémique proprement dite des accidents vasculaires en foyer, qui, eux, sont liés à l'hypertension artérielle. C'est en partant de ses travaux que j'ai pu, pour les dépasser, commencer mes propres recherches auprès de Pasteur Vallery-Radot.

Ce n'est qu'ensuite, mais très vite, que nous avons vu se développer des services spécialisés dans l'hypertension artérielle et dirigés par des néphrologues ou des cardiologues dans la France entière, notamment à Toulouse, Bordeaux ou Strasbourg. Mais je fus le premier. C'est pourquoi j'ai, avec Cesar Bartorelli, participé à la fondation de la Société Internationale d'Etudes de l'Hypertension artérielle, à Sienne puis à Milan. Cette société, très vite, dès notre premier symposium, a été prise en main par les Américains qui, vu l'état d'avancement de leurs propres travaux, ont transporté son siège aux Etats-Unis.

L'essentiel de mes études a consisté à mettre au point l'examen clinique, biologique et radiologique de l'hypertension permanente. C'est ainsi qu'avec le concours d'un certain nombre de mes élèves, j'ai pu déterminer le rôle exact joué par certains facteurs. En particulier, nous avons démontré que l'hypertension artérielle dite essentielle est parfois due à une lésion rénale, même bénigne, mais qu'elle a le plus souvent une origine génétique. C'est ainsi que nous avons pu mettre au point les différents traitements qui permettent des résultats spectaculaires chez les malades qui coopèrent.

Le traitement de l'hypertension permet surtout d'éviter les complications qui pourraient s'ensuivre. Quand on les soigne à temps, les malades ne meurent plus comme auparavant d'accidents cérébraux, d'hémorragie cérébrale par exemple. Ils développent très lentement une sclérose de leurs troncs encéphaliques. Mais si nous sommes parvenus à éviter l'œdème aigu du poumon, nous n'avons pas encore éliminé la sclérose des artères coronaires, responsable de l'infarctus du myocarde, même chez certains malades maintenus en état de normo-tension. Le rôle des corps gras, en particulier du cholestérol, et celui des plaquettes sanguines sont encore trop peu connus, les anomalies biologiques associées à l'élévation tensionnelle insuffisamment étudiées.

L'hypertension constitue donc un risque par les complications et les effets secondaires qu'elle suscite. J'en suis moi-même l'exemple parfait. Après une primo-infection typho-bacillaire et de nombreuses rechutes, jeune marié, je suis devenu hypotendu. Mon oncle Paul Rivet me força à manger très salé et me faisait souvent des piqûres pour compenser d'impressionnantes chutes de tension.

Curieusement, et très soudainement, à vingt-sept ans, en pleine guerre, ce processus s'inversa en une hypertension très marquée. Cela se traduisit d'abord par d'affreux maux de tête qui me laissaient épuisé. Phénomène étrange, la migraine survenait surtout et, en tout cas, immanquablement, chaque mardi. La douleur était telle que j'avais peine à achever mon service ce jour-là. Elle se poursuivait toute la soirée et la nuit durant parfois. Au matin, le mercredi, je m'éveillais pourtant avec une impression extraordinaire de libération et d'euphorie qui me faisait me sentir comme neuf. Durant des années, j'ai ainsi souffert de migraines régulières presque inexplicables, qui commencèrent avant même le surmenage qu'implique la direction d'un service. On a décrit ce qu'on appelle la migraine du dimanche, consécutive, les jours de repos, à un excès de sommeil. Mais comment expliquer une migraine si régulière le même jour de travail, et pendant une période aussi longue ? Parfois il m'arrivait de connaître des périodes de rémission, pendant les vacances. C'était merveilleux alors de ne plus craindre les mardis. Mais tout recommençait lorsque je reprenais mon travail, au point que certaines heures, j'en venais presque à souhaiter mourir.

Il y a quelques années, des radios m'apprirent que je développais un anévrisme. L'artère de la rate se dilatait, créant une petite poche prête à se rompre. Il fallut opérer. Les médecins me conseillèrent d'arrêter tout traitement, de sorte que ma tension remonta brusquement, pour atteindre 30. L'accident eut lieu, une hémorragie cérébro-méningée qui me laissa dans le coma. Revenu à moi, il me semblait que je sortais d'un long vide. Je ne parvenais plus à me rappeler les deux jours qui avaient précédé mon coma : ce que j'avais fait, qui j'avais vu, même un cadeau offert à ma femme avaient été oubliés. Rien de tout cela ne s'était fixé dans ma mémoire profonde. On m'apprit ensuite que j'étais resté dans un coma vigile : à certains moments j'avais dû percevoir ce qui m'entourait. Mais même cette sensibilité réduite, diffuse, je l'avais oubliée. Je restais paralysé du côté droit, la vision diminuée, incapable presque de parler. Il fallut une longue rééducation pour que je retrouve une capacité correcte à me déplacer, à trouver mes mots. Entre-temps, j'ai pu connaître l'hôpital comme malade : l'angoisse de ne pas savoir, le soupçon du mensonge, l'insomnie interminable, la solitude, l'attente d'un examen indéfiniment recommencé. Neuf ans durant, ensuite, il m'a fallu lutter pour retrouver ma mobilité et ma sensibilité, neuf ans durant il m'a fallu prendre des somnifères pour pouvoir dormir malgré la douleur. Et puis, merveille, un matin je me suis éveillé, je ne souffrais plus. Tout était plus facile.

J'aurais pu mourir. J'aurais même pu demander à mourir, comme je l'ai vu faire par un ami médecin atteint d'un cancer auquel je n'ai pu obéir. Aujourd'hui, même si la douleur me reprend, je ne regrette pas d'avoir vécu, de m'être acharné.

Lutter avec et contre la douleur a toujours été dans ma nature. Pouvais-je refuser ce que, comme médecin, je préconisais à mes malades ? Pour le médecin, le plus beau combat contre la maladie est celui qu'il livre lui-même. Aussi longtemps qu'il lui reste un peu de force.

Mes erreurs

Du moins celles dont j'ai pris conscience, et celles du médecin.

La première fut de croire au rôle de l'œdème cérébral dans l'apparition des convulsions au cours des poussées tensionnelles. Il semble au contraire que ce trouble, parfois mortel, soit lié à l'ischémie. Les traitements anciens se révélaient efficaces, mais il est probable que la pathogénie est différente de ce que nous avons cru. L'essentiel pourtant est que les malades guérissent quelle que soit l'interprétation que le médecin veut bien donner. O Molière !

Ma deuxième erreur fut de tenter de trouver, pour des transplantations rénales, des reins compatibles, au lieu de chercher une médication anti-rejet, qui donne des résultats remarquables et bien meilleurs, applicables aujourd'hui à toutes les greffes d'organes.

La troisième fut de m'acharner au traitement des anuries aiguës et curables par l'ex-sanguino-transfusion de Bessis, alors que des résultats identiques mais moins coûteux et moins dangereux peuvent être obtenus par la dialyse mise au point par Tanret, chez Maurice Derot.

L'Eglise

C'est ainsi que la vie et la médecine – mais comment les séparer ? – m'ont appris à comprendre que l'Eglise et ses fidèles ne sont pas les seuls à être nobles, contrairement à ce que mon éducation d'enfant m'avait préparé à croire. J'ai rencontré de nombreux protestants, de grands pasteurs comme le pasteur Dumas ou le pasteur Boegner avec qui j'ai été très lié. J'ai eu de nombreux Juifs pour amis : Bernard Halpern, Jean Bernard, Jean Hamburger et Alexandre Minkowski, qui ont marqué la médecine française moderne. Au moment de sa toute-puissance, l'Eglise a cru être le seul salut et s'est efforcée de le faire croire. Elle se contentait en fait d'étouffer de sa force les « autres », les agnostiques, les athées, les « hérétiques », comme les protestants, qui durent souvent quitter la France. Ce n'est que progressivement que cette dimension et cette réalité historiques se sont révélées à moi. Enfant, je ne comprenais pas que le christianisme, et à plus forte raison le catholicisme, ne soient pas seuls. Que les chrétiens, mes proches, ceux qui partagent le même culte de ma jeunesse, ne sont pas seuls à être purs, nobles. D'autres le sont aussi, parfois même s'ils sont éloignés de toute religion. La connaissance des êtres est chose difficile entre toutes. Celle des religions elles-mêmes ne l'est pas moins. C'est pourquoi, à moi qui suis catholique fervent, il m'a fallu du temps pour découvrir et pour comprendre d'autres religions que la mienne, pour rompre avec l'admiration profonde qu'on m'avait inculquée pour les cardinaux, les archevêques et les prêtres, simplement parce qu'ils sont cardinaux, archevêques ou prêtres. Sans doute la montée de l'antisémitisme, avant la dernière guerre, puis son point culminant, pendant l'Occupation et sous Vichy, m'ont-ils aidé dans cette prise de conscience. Auparavant, pour moi, le judaïsme restait privé de réalité. Il me semblait ne plus être qu'un résidu de l'histoire, une trace d'un passé révolu, en tout cas une donnée étrangère au monde dans lequel je vivais. Je ne voyais pas que c'était mon monde qui était trop étroit pour embrasser la compréhension de tout ce qui est. L'antisémitisme, et les persécutions qu'il entraîna, pourtant, me révoltèrent. Ils contribuèrent à conférer une réalité à ce qui sans cela n'en aurait de longtemps pas eu pour moi. Mais soudain un gouvernement français vint pour déclarer qu'il devait exister un ordre moral fondé sur la seule religion catholique, et que le reste, tout le reste, ne comptait pas, qu'il fallait l'effacer. Mes premières années de médecine m'avaient heureusement déjà protégé ! Grâce à Vichy, à la Révolution nationale que prônait ce régime, à l'Occupation, je compris la profondeur de l'antisémitisme français qui éclatait au grand jour.

Bien souvent, il me fallut rappeler à la tolérance certains de mes camarades, au sein des organisations catholiques elles-mêmes. En 1943, j'avais été nommé à la tête de la Fédération Française des Etudiants Catholiques, contre le candidat vichyste. J'étais alors déjà secrétaire de la Jeunesse Etudiante Chrétienne médicale et président de la conférence Laënnec qui groupait les étudiants en médecine catholiques. C'est ainsi que j'ai pu orienter la Fédération Française des Etudiants Catholiques, d'abord apolitique, vers la Résistance. Alors que l'Eglise se laissait souvent prendre, parce qu'elle y trouvait son compte, aux illusions de Vichy et de la Révolution nationale, nombreux furent les catholiques qui comme moi refusèrent d'associer leur foi au conservatisme réactionnaire ou à la Collaboration. Tiraillé ensuite entre communisme et gaullisme, pris dans les tourments de la IVe République, ce courant, plus important durant l'Occupation qu'on ne le dit souvent, n'est pas parvenu à jouer un rôle politique durable ni à donner naissance à un véritable mouvement chrétien-démocrate. De communes aspirations, de communs refus ont uni un moment les jeunes gens comme moi qui ont communié dans ce qu'on a appelé « l'esprit de la Résistance ». Une fois ce temps passé, une fois retombée l'urgence qui nous rassemblait, nous sommes retournés à notre indépendance naturelle. Mais en résistant tant au nazisme et à Vichy qu'à l'Eglise elle-même, nous avons montré que rien, pour les catholiques, ne pouvait plus être comme avant. Cela a sans doute grandement contribué à modifier ensuite en profondeur l'attitude de l'Eglise. Car, malgré le comportement parfois héroïque de certains prêtres, elle me paraît avoir, en particulier, porté une responsabilité certaine dans la renaissance, avant et pendant la guerre, de l'antisémitisme. Elle s'obstinait encore à stigmatiser le Juif perfide, le Juif responsable de la mort du Christ. Ce vieux thème populaire du Juif déicide n'a d'ailleurs pas tout à fait perdu sa force de conviction. L'affaire du carmel d'Auschwitz nous rappelle que la question des relations du christianisme et du judaïsme n'est toujours pas réglée. Elle pose, bien sûr, des problèmes théologiques graves, mais ils sont surtout compliqués par l'antisémitisme latent de certains catholiques. L'Eglise de ma jeunesse ne pardonnait pas non plus la chute de la monarchie de droit divin, et rêvait encore d'une théocratie mythique. Elle jouait de l'antisémitisme latent de notre pays pour imputer aux Juifs, éternels boucs émissaires, tout ce que, pour elle, la Révolution et l'Esprit des Lumières semblaient avoir eu de diabolique. Léon Blum était ainsi le symbole haï par tous ceux qui mêlaient antisémitisme et antiparlementarisme fascisant. Durant l'Occupation, certains de nos cardinaux se croyaient ainsi revenus à l'« Ancien Régime » dont ils rêvaient. Et bien souvent, ils acceptaient de bon gré la Révolution nationale qui cultivait le mythe d'une France morale, sulpicienne, communiant dans une même contrition, et expiant, sous la conduite de la hiérarchie, des années de péché républicain.

Certains de nos papes eux-mêmes furent plutôt réactionnaires, bien après la guerre. Jean XXIII, que j'ai bien connu lorsqu'il était nonce à Paris et qu'il s'appelait encore seulement monseigneur Roncalli, était quant à lui drôle, ouvert. Un soir que nous dînions ensemble au Jockey Club, notre hôte s'étonna qu'un ecclésiastique aussi important fréquentât la veuve d'un professeur copte, dont le frère jumeau se disait juif. « Mais, répondit le futur Jean XXIII, vous ne comprenez pas que lorsqu'on est représentant du Pape dans un pays comme le vôtre, on doit tout savoir. Or, par elle, j'apprends toutes les petites coucheries de Paris ! » Paul VI, bien que continuateur de l'œuvre de Jean XXIII, n'était pas de la même trempe. Lorsqu'il n'était encore que Secrétaire d'Etat du Vatican, je fus envoyé par de Gaulle pour rétablir après la guerre les relations entre la jeunesse française et Rome. Il refusa de me recevoir, sous prétexte que j'étais communiste ! Pie XII, quant à lui, avait des sympathies fascistes. Germanophone, il avait été nonce à Munich, et avait souhaité la victoire de l'Allemagne.

Dans son ensemble, la hiérarchie ne comprit pas l'évolution de pensée de certains catholiques français. Nous fûmes pourtant une petite minorité à adopter et à défendre des positions qui n'avaient rien d'aisées, mais que nous jugions raisonnables. La plupart du temps, j'ai pourtant eu le sentiment d'être rejeté, non par les chrétiens auprès de qui je vivais, mais par les plus hautes instances de l'Eglise. Pourtant j'étais très lié avec monseigneur Suhard, cardinal de Paris, avec monseigneur Marty. J'ai même rencontré plusieurs fois monseigneur Lustiger, l'archevêque de Paris. Son regard me paraît toujours étonnant, par sa douceur, sa clarté intérieure. Mais ses positions, elles, sont fermes, différentes des miennes, et ses déclarations souvent empreintes d'ambiguïté. Quel dommage que certaines voix de l'Eglise parlent plus en politiques retors qu'en chrétiens !

Science et religion

Dans mon enfance, pour obtenir la victoire contre les Allemands, on nous faisait réciter des rosaires, aller à l'église. En temps de sécheresse, nous appelions la pluie par des prières. Comment Dieu accueillait-il les prières des deux belligérants ? Les pluies étaient-elles à la mesure de notre ferveur ? Curieux usage, curieuse survivance que ces pratiques dans lesquelles la prière elle-même se galvaude, qui travestissent la foi en superstition. Croire et prier ne fait sans doute pas venir la pluie ! Je pense pourtant que la religion est utile. A sa manière. Elle peut nous aider à mourir, elle nous conduit par les « chemins fleuris de l'espérance ». Mais comment peut-elle s'accorder avec la science ?

Au XVIIIe siècle, on mourait encore de la variole. Quand la variolisation arriva en France, le premier à se faire inoculer le vaccin fut le duc d'Orléans, qui était athée. Louis XVI, lui, hésitait, prétextant que la variole devait être une maladie voulue par Dieu. La perte d'un grand nombre des siens l'incita pourtant, contre l'avis du haut clergé, à faire vacciner sa famille et lui-même. Geste courageux, chez un souverain pieux ! L'attitude de l'Eglise à l'égard des découvertes médicales mérite attention. Elle est très révélatrice d'une tendance à confondre foi et abandon de toute liberté d'action contre la maladie. Dieu a-t-il voulu la maladie ? Est-il pour autant interdit d'appeler le médecin ? N'a-t-il pas aussi voulu le remède qui élimine le mal et la souffrance ?

J'ai moi-même connu le temps où certaines infirmières, souvent des religieuses, refusaient d'injecter de la morphine aux mourants sous prétexte que leur douleur assurait le rachat de leurs péchés et de ceux de l'humanité tout entière. Comme celle du Christ sur la croix. Certaines sages femmes prônaient avec insistance le fameux « Tu enfanteras dans la douleur ». Effrayantes conceptions qui impliquent de souffrir mille morts parce que Dieu l'aurait voulu ou pour expier des péchés souvent imaginaires. Heureusement, ce culte immodéré pour une douleur expiatoire tend à disparaître. Les progrès de la médecine sont tels qu'on peut aujourd'hui non seulement lutter contre la maladie, mais aussi supprimer ou du moins réduire la douleur. Pourquoi s'en priver ? Dieu a-t-il voulu un monde de souffrance et de peine ? Je ne peux le croire.

Je crois en Dieu. Mais je crois aussi en la part de liberté qui est celle de l'homme. C'est dans cet écart entre ce que Dieu veut et ce qu'il laisse à l'homme, que l'action libre, et avec elle la science, peuvent s'insérer. A cet égard, on peut se demander si les positions de l'Eglise quant à la sexualité sont véritablement défendables. Que les ecclésiastiques, dans leur majorité et officiellement, soient hostiles aux préservatifs et prônent la fidélité, la chasteté et la continence, je le comprends. Qu'ils exaltent la maîtrise spirituelle de l'amour de préférence au contrôle technique des naissances, je l'approuve. Mais beaucoup négligent les risques considérables de contamination que représente le sida. Doit-on mourir parce qu'on n'a pas su maîtriser son désir ? Etre chrétien, n'est-ce pas comprendre la faiblesse, les raisons comme la déraison qui nous font agir ? L'Eglise n'admet pas davantage des méthodes contraceptives comme la pilule ou le stérilet. Qu'elle s'oppose à l'avortement, je le comprends. Je ne vois d'ailleurs pas la différence de principe entre pilule abortive, stérilet, et avortement mécanique précoce. Il s'agit toujours d'interrompre une vie. La contraception au contraire l'empêche d'apparaître. Peut-on encore concevoir qu'avec les moyens médicaux dont nous disposons aujourd'hui, une femme ait un enfant par an, ce qui l'épuiserait, la vieillirait, et l'empêcherait de donner à chacun de ses enfants une éducation attentive ? Une de mes tantes avait vingt-trois frères et sœurs. Chacun avait sa nourrice. Situation inconcevable aujourd'hui. C'était en Amérique du Sud, il y a cent ans. Certains prêtres conseillent de plus en plus aux couples de faire en sorte d'espacer les naissances de leurs enfants. Mais le Vatican, toujours lui, condamne cette attitude, comme il condamne l'avortement de fœtus anormaux qui ne survivraient pas même quelques mois après la naissance. A quoi bon cette vie-là, si courte et si imparfaite ? A quoi bon cette mort ? Quels péchés sert-elle à racheter ? Si l'avortement de convenance me semble inadmissible, celui de détresse me paraît tolérable, dans le cas de malformations congénitales de l'embryon, ou chez des femmes mineures, âgées, en danger physique ou moral.

Médecin et chrétien, j'ai demandé à aller à Lourdes pour observer des guérisons miraculeuses. Ma présence officielle a toujours été refusée par le Comité médical. Il n'avait pas confiance en moi. Et sans doute avait-il raison. Car je crois, plutôt qu'au surnaturel, à la volonté du malade. S'il y a miracle, s'il y a merveilleux, c'est dans le cœur de celui qui guérit, qui se guérit par sa seule foi. Le mysticisme du malade, et lui seul, explique la guérison devant le rocher où parut la Vierge. La foi et l'espérance apportent ce qui manque à la nature. D'autant plus que la plupart des patients « miraculés » sont atteints de maux qu'on pourrait appeler psychosomatiques, comme les ulcères de l'estomac... Mais si certains cancers peuvent guérir à Lourdes, ils le peuvent également ailleurs. Une de mes malades était atteinte d'un cancer de l'estomac métastasé sur le foie. Le professeur d'Allaines, après une biopsie hépatique, confirma mon diagnostic. Mais la malade survécut. Son cancer disparut... sans qu'elle ait eu besoin d'aller à Lourdes.

Quelquefois aussi, c'est notre diagnostic qui nous trompe : combien de syphilis gastriques ont guéri qui ressemblaient étonnamment à des cancers ! Enfin, ne l'oublions pas, une cure chirurgicale, chimique ou radiothérapique permet bien plus souvent des « miracles » plus tangibles, plus durables que ceux de Lourdes !

CHAPITRE III

Un médecin dans le siècle

Les sirènes de la politique

L'engagement contre la souffrance, le souci des autres qui avaient fait de moi un médecin, allaient, avec la guerre, me pousser à jouer un rôle politique. La « Drôle de Guerre » interrompit ma carrière civile comme ma vie conjugale, à peine entamée avec la femme remarquable que j'avais eu la chance de rencontrer. Je fus mobilisé à la 3e division légère de cavalerie, comme médecin. Et ce bref intermède militaire, en Alsace d'abord puis à la frontière luxembourgeoise, s'acheva en une épopée exceptionnelle, digne de nos aînés de 14, mais trop courte.

L'intimité avec Paul Rivet, dont le socialisme humaniste et l'antifascisme militant m'avaient marqué dès avant la guerre, l'influence de Pasteur Vallery-Radot, me firent pencher du bon côté. Du côté de la Résistance et de De Gaulle. C'est ainsi que je pus échapper aux compromissions, aux trahisons même, qu'une éducation chrétienne quelque peu conservatrice induisait chez d'autres.

Très vite donc, une fois démobilisé, je revins à Paris. Il y avait à faire. Paul Rivet, en tant que président des intellectuels antifascistes, était en contact avec des militants communistes. Il me demanda de faire revenir Pasteur Vallery-Radot qui, après avoir été au cabinet de Georges Mandel, avait ensuite accepté la présidence de la Croix-Rouge française que lui avait proposée Pétain. Son retour à Bichat l'arracha bien vite à l'atmosphère délétère de Vichy. A Paris, le réseau du Musée de l'Homme fonctionnait déjà. Je me mis au travail, modestement d'abord.

Nous avions d'abord réagi par instinct, poussés par le sens de l'honneur, et en un sursaut d'orgueil qui nous rendait insupportable l'occupation allemande. Mais nous n'étions guère brillants, malgré la bonne volonté avec laquelle nous jouions les espions. Il fallut s'organiser. Nous travaillions sous les ordres de Mme Pagniez qui, déjà membre des services secrets depuis les années vingt, était l'épouse d'un médecin des hôpitaux de Paris. Elle était admirable, et c'est à son expérience et à son courage que nous devons de ne pas être tombés très vite, victimes des risques que notre inexpérience nous faisait prendre. C'est grâce à elle que nous avons pu, un peu, être utiles et efficaces. Au début, notre tâche consistait à centraliser des renseignements sur la situation, les mouvements et la nature des troupes allemandes stationnées en France. Les conférences d'internat et d'externat que j'assurais alors à Paris me permettaient d'être en contact avec de nombreux étudiants, qui, chaque semaine, retournaient dans leur famille un peu partout, et pouvaient ainsi collecter des informations que Mme Pagniez se chargeait ensuite de transmettre à Londres. Cette tâche simple comportait pourtant, nous n'en avions qu'une conscience diffuse, de gros risques. Trop d'intermédiaires auraient pu trahir. Personne pourtant ne le fit, par conviction ou par solidarité médicale, même un de mes élèves, au courant de presque tout, et qui devint ensuite Waffen SS par anticommunisme furieux.

Catholique de formation, il suivit les conseils de son père qui le poussait à partir combattre le bolchevisme. Tous ses camarades de conférence partaient aussi... mais pour les maquis, où l'on avait grand besoin de jeunes médecins. Pourtant ce garçon ne m'a pas dénoncé, et je n'appris ce qu'il était devenu qu'à la Libération : quand il revint, on me demanda d'aller le chercher dans un camp, avec un autre médecin, ami de son père ; nous nous portâmes garants de ce dévoyé. Je lui savais gré, malgré nos différences, de ne pas m'avoir dénoncé. Je tenais à lui faire confiance et à aider à ce qu'une nouvelle chance lui fût donnée. En échange, il promit de terminer sa médecine, mais de ne jamais concourir pour l'internat. Il ne tint pas parole et, malgré mes protestations, fut pris en charge par Merle d'Aubigné, qui avait été membre du Comité médical de la Résistance, mais qui croyait en ses qualités. Il en fit son successeur qui réussit une brillante carrière, jusqu'au jour où, dans les années soixante, ce professeur-doyen explosa : devant cinq cents étudiants, il révéla qu'il avait été et restait toujours nazi. Je savais que nous en viendrions là, que le scandale éclaterait. Malgré mes efforts, je n'étais pas parvenu à empêcher qu'il fût nommé à de trop hautes fonctions et à dissiper d'entrée les équivoques sur lesquelles cette carrière était fondée. Il perdit tout pouvoir, et travailla ensuite comme attaché dans le service qu'il avait dirigé.

Bientôt mon maître et Robert Debré eurent la visite d'un premier émissaire de Londres. C'était le colonel Rémy. Nous fûmes rejoints par des communistes, parmi lesquels Raymond Leibovici et Hector Descomps qui participèrent à la fondation du Comité médical de la Résistance. Pasteur Vallery-Radot fut nommé président, Robert Debré vice-président. J'étais secrétaire général et inspecteur pour la zone occupée, tandis que Maurice Mayer avait la charge de la zone dite libre. Nous étions entourés de Clovis Vincent, de Robert Monod, de Paul Funck-Brentano, de Mme Bertrand Fontaine et de Robert Merle d'Aubigné. Très vite Londres puis Alger nous donnèrent leur accord et nous envoyèrent en mission l'admirable José Albouker qui confirma PVR dans ses fonctions.

Du renseignement pur avec lequel nous fîmes nos premières armes, nous sommes passés bien vite à d'autres tâches. Il fallait créer dans toute la France un réseau de médecins qui soignaient les blessés des maquis, il fallait assurer le départ de nombreux Juifs traqués et le rapatriement hors de France de pilotes anglais tombés au combat. Nous les cachions, les nourrissions, et Robert Merle d'Aubigné opérait les blessés. Grâce à l'Institut Pasteur, aux laboratoires Bruneau et au pharmacien Jean Desbordes, nous parvenions à collecter des vaccins, des sérums, des sulfamides, des désinfectants, des pansements...

J'avais laissé ma femme et ma fille en Bretagne en sécurité, puis elles revinrent à Paris, et je continuais, comme si de rien n'était, mon travail de chef de clinique avec Pasteur Vallery-Radot à Paris. Plus les mois passaient, plus notre activité prenait de l'importance et plus les risques devenaient grands. Je sentais l'étau se resserrer autour de moi. Il fallait passer dans la clandestinité. Beaucoup de mes élèves partaient rejoindre les maquis. Paul Rivet, quant à lui, s'enfuyait en Amérique, après avoir échappé à la mort que connurent tous les autres membres du réseau du Musée de l'Homme. Il vivait d'ailleurs dans la conscience constante qu'il serait bientôt arrêté, et un soir, je me rappelle qu'il me montra le mur devant lequel il ne manquerait pas d'être fusillé. C'est miracle qu'il ait pu s'échapper au tout dernier moment. Quant à moi, je réussis à ne presque pas quitter Paris et à y vivre caché jusqu'à la Libération, continuant mon travail pour la Résistance.

Dans le Paris libéré, en pleine fête, j'étais là, avec Pasteur Vallery-Radot, pour accueillir de Gaulle au titre du Comité médical de la Résistance. Comme à Paul Rivet, un des fondateurs de la Ligue française des intellectuels antifascistes, comme à Chaban-Delmas dont je me sentais très proche, la possibilité d'une carrière politique s'offrait alors à moi. Mauriac, que j'admirais, m'y poussait. J'acceptai de suivre PVR au ministère de la Santé qu'il quitta très vite. Il devint d'ailleurs de plus en plus proche de De Gaulle dont il finança ensuite une partie des frais personnels pour le compte du RPF. Son successeur communiste au ministère de la Santé, dont je fus un temps très court également directeur de cabinet, me félicita quelque temps après mon départ de ne pas lui avoir menti lorsque j'avais dû le mettre au courant des affaires. Il avait pu ensuite vérifier que tout ce que je lui avais dit était vrai. J'osai lui demander si lui aussi à ma place aurait été sincère. Il ne répondit pas, mais sa surprise acheva de me persuader que je n'étais guère fait pour la politique !

La guerre avait réveillé en moi un sentiment de devoir moral à l'égard de la France. C'était pour servir mon pays que j'avais accepté de ne plus être seulement médecin. Non par fidélité, par obéissance à des hommes. L'attachement que j'ai pu ressentir à l'égard de certains, leur influence sur moi, ne m'a jamais conduit à la servilité des courtisans, nécessaire pour une carrière politique. Le socialisme humaniste de Paul Rivet me protégeait également contre moi-même et contre mes penchants gaullistes.

Et puis, avant tout, je me sentais médecin. L'époque avait voulu que je m'engage en politique, puisque ma situation, mes compétences pouvaient servir une cause que je croyais, plus que toute autre, juste. La paix revenue, je devais redevenir simplement médecin.

Mon maître, lui, parvint un temps à mener, du moins en apparence, une double carrière : médecin d'abord, académicien et membre du Conseil constitutionnel ensuite. En fait, s'il était présent tous les matins dans son service hospitalier, il se contentait de superviser notre travail et ne me prêtait qu'une oreille distraite lorsque je lui montrais des malades. Nous avions sa confiance, et sa gentillesse comme son humour suffisaient à nous donner des raisons de la mériter.

A l'extrême fin de sa vie, il réussit à se brouiller avec de Gaulle. En 1961, il avait été nommé, à la demande expresse du Général, membre du jury de la Haute Cour de Justice chargée de juger Salan et Jouhaud, les principaux responsables avec Challe et Zeller du putsch d'Alger. Pasteur Vallery-Radot était opposé à la peine de mort, et il alla voir de Gaulle pour lui expliquer qu'il ne pouvait participer à un jury dont il savait bien quelle serait la sentence. De Gaulle lui répondit d'agir selon sa conscience, et je crois bien qu'il voulait dire « Agissez selon votre conscience. Si vous ne pouvez voter la mort, démissionnez. » Pasteur Vallery-Radot ne comprit pas. Il resta et ne put empêcher qu'à une voix de majorité Jouhaud fût condamné à mort. Un membre du jury fut changé quand il s'agît de juger Salan. Mon maître parvint à gagner son remplaçant à son avis, et cette fois, la majorité fut inversée, à la grande colère de De Gaulle, qui ensuite n'osa pas faire exécuter Jouhaud. Mais ce conflit entre deux hommes pourtant proches qu'opposaient soudain principes et raison d'Etat consomma leur rupture. De Gaulle ne pardonna pas.

Peu de temps après, Pasteur Vallery-Radot fut invité à un grand dîner officiel donné en l'honneur du roi de Norvège. Il arriva, en habit, arborant ses décorations, et s'aperçut qu'aucune place ne lui avait été réservée à table. Cette humiliation publique était d'autant plus brutale qu'il avait été plus fidèle, et d'autant plus cruelle qu'il était tout près de mourir. De Gaulle n'avait pas le pardon facile, et s'il envoya finalement à sa veuve une lettre disant l'admiration et l'estime qu'il éprouvait pour mon maître, malgré leurs différends, cette marque de respect venait trop tard et ne suffisait pas à rattraper ce qui s'était passé.

Tout comme à Pasteur Vallery-Radot, la politique me paraissait devoir être plus qu'un métier auquel tout sacrifier, le champ d'application de principes avec lesquels il est impossible de transiger. Jamais je n'ai pu me résoudre à sacrifier mes principes à mes amitiés, à suivre des hommes auxquels je ne croyais pas ou plus, parce qu'ils trahissaient les convictions qui m'avaient fait m'engager pour eux.

Cette attitude peut paraître trop rigide, trop cassante, mais les affres de la IVe République naissante, les ambiguïtés des politiques sur la question algérienne, le sectarisme et la violence des affrontements entre communistes et anticommunistes, colonialistes et anticolonialistes, les passions et les excès qui éclataient et ajoutaient à la confusion d'une vie publique compliquée et asphyxiée par l'instabilité des gouvernements, la veulerie des partis, donnaient, à mes yeux, une image peu reluisante de la politique. J'avais bien mieux à faire, comme médecin, que de céder à ces sirènes illusoires. La fin, amère et triste, du parcours politique de mon maître me confirma dans cette vision.

Faut-il pour autant abdiquer tout rôle public ? Le médecin doit-il se taire ? Si j'ai refusé de jouer le jeu de la politique, c'est précisément parce que jamais je n'ai pu me résoudre à garder pour moi mes opinions. Les livres que j'ai écrits ensuite en témoignent plus que tout, mais aussi les émissions médicales auxquelles j'ai participé. Je ne sortais pas de ma compétence, mais au contraire, en donnant un écho public à mon travail et à celui de mes collègues, je permettais au profane d'en acquérir de nouvelles. Le médecin, homme de savoir, ne peut se contenter de garder pour lui ce qu'il sait et d'entourer de secret ce qu'il fait, comme pour mieux asseoir son pouvoir sur ceux qu'il traite. Les enjeux sont trop importants, trop graves. C'est pourquoi j'ai accepté de me prêter à la vulgarisation médicale, à une époque où, en la matière, il y avait tout à faire. Paul Rivet était alors à la tête des programmes de l'ORTF. Il me chargea d'être en quelque sorte le responsable et le conseiller scientifique d'une série d'émissions que réalisèrent Igor Barrère, Etienne Lalou, Pierre Desgraupes et Pierre Dumayet. Je choisissais un invité qui devait venir présenter une question, une discipline, en termes accessibles. C'était très neuf, et la qualité de l'ensemble de l'équipe nous a permis, je crois, de réussir des émissions qui sont restées des modèles du genre, à une époque, les années cinquante, où il fallait au fond tout inventer : le ton, la façon de réaliser, la présentation, la manière de questionner, la construction des émissions. De Gaulle, lorsqu'il est arrivé au pouvoir, m'a d'ailleurs reproché de m'être ainsi laissé placer, si j'ose dire, sur le devant de la scène. C'était bien mal venu de blâmer une publicité personnelle que lui-même recherchait sans cesse. Mais surtout, il ne voyait pas ce qui pour moi était important : participer à l'épopée de la télévision française naissante, à une époque où il était encore possible de s'illusionner sur sa qualité potentielle et sur sa mission intellectuelle, et surtout utiliser ce qu'on n'appelait pas encore un grand « média » pour faire progresser le savoir médical du public. Aujourd'hui l'information est de moins en moins retenue par les spécialistes, de plus en plus soucieux de lui donner un écho. Le public possède un certain nombre de connaissances médicales, que véhicule la presse : des médecins sont interrogés, des découvertes commentées, des méthodes et des médicaments nouveaux analysés. Le savoir n'est plus réservé à ceux qui le produisent, il circule, s'échange, se discute sur la scène publique, à un niveau théorique qui, quoi qu'on en dise, conserve une certaine qualité. Les spécialistes ont compris qu'ils ne pouvaient rester muets, et que le public étant directement concerné, il ne pouvait être laissé dans l'ignorance. On peut déplorer certaines campagnes médiatiques qui reposent parfois sur des approximations et des inexactitudes. Mais, par exemple, la lutte contre le sida, qui implique un travail de recherche considérable, mais aussi une prise de conscience générale, préalable nécessaire à la prévention, n'aurait pas été possible si le grand public n'avait pas été déjà préparé à recevoir une certaine information scientifique. Or cette préparation est passée, un moment donné, par de grandes émissions médicales qui ont permis de rompre le silence sur la maladie, de désacraliser quelque peu le pouvoir médical, tout en montrant à tous l'étendue des possibilités nouvelles et des espoirs que les progrès de la médecine moderne ont permis. Participer à ce genre d'émissions, au temps de l'ORTF, fut pour moi une chance. J'en ai tiré bien sûr, je ne peux le nier, une certaine publicité personnelle. Mais surtout, ce fut l'occasion de jouer un rôle qu'avec le recul des années, j'oserais appeler politique, au sens noble et large du terme. Je travaillais alors pour la médecine, pour la médecine dans la société. Mon maître, comme d'autres il y a peu, avait accepté d'être quelque temps ministre de la Santé. Comme d'autres il y a peu, il s'y était d'une certaine manière brûlé les doigts. Son élève a choisi une autre voie, peut-être plus conforme à l'esprit du temps, et plus durablement efficace, je crois, même si elle était au fond plus modeste et moins glorieuse.

La cause des femmes

Dès ma découverte de l'hôpital, la condition des femmes a été pour moi un sujet constant de préoccupation. Elevé par une mère active, forte et quelque peu autoritaire, qui décidait de presque tout, je n'ai jamais pu adhérer au mythe de la femme effacée, soumise, de la mère vivant dans l'ombre de son époux. Très vite, j'ai appris à connaître ce que ce modèle culturel, nostalgique et bourgeois, cachait en fait de trahisons, de compromissions et d'hypocrisie. Les jeunes femmes que j'ai soignées m'ont bien vite fait découvrir la réalité, à une époque où déjà, et de plus en plus, la femme étudiait, travaillait. Elle était parfois appelée à des fonctions professionnelles et publiques analogues à celles que la tradition réservait et, hélas, réserve parfois encore, aux hommes.

Surtout, mon expérience de médecin m'indiqua ce qu'ont bien souvent d'absurde et de désuet les positions les plus réactionnaires et les plus caricaturales de l'Eglise. Je sais bien que, quant à la morale, l'Eglise a en charge les principes. Mais le médecin, lui, a la responsabilité de s'arranger avec la réalité.

Que dire à une femme qui vient vous voir pour solliciter un avortement que sa situation rend vital ? Que lui dire ? Pleurer avec elle et la renvoyer sans rien faire au nom des principes ne peut être une solution. A l'époque où l'avortement n'était pas encore légal, certaines femmes partaient pour la Suisse ou l'Angleterre faire un petit séjour discret dans une clinique. Elles en avaient les moyens. Les autres, les plus pauvres, celles dont la situation rendait le plus souvent nécessaire la solution extrême, l'ultime recours d'un avortement, ne pouvaient se prêter à ce jeu, reflet d'une insupportable hypocrisie sociale. Elles devaient subir un enfant qu'elles ne désiraient pas, ou qu'elles ne parviendraient même pas à élever correctement. Combien d'enfants n'ont pas reçu une éducation convenable parce que leur famille était trop pauvre, trop nombreuse ? Combien d'enfants ont été maltraités parce qu'ils étaient « de trop » ? On sait bien que des taux de natalité élevés supposent moins de soins accordés aux enfants, et seule la diminution du nombre des naissances, ainsi que le repli sur ce qu'on appelle la famille nucléaire, ont permis, dans nos sociétés, de donner à l'enfant un cadre de vie affectivement et matériellement convenable. C'est vrai dans chaque famille, mais également pour la société dans son ensemble. Et l'on s'étonne d'ailleurs que souvent le discours nataliste ne s'accompagne pas assez de mesures concrètes qui rendraient la vie plus facile à beaucoup de parents.

Ma femme et moi voulions douze enfants. Cela nous semblait la plus belle expression de ce qui nous avait unis. Mon métier le rendait possible. Nous avions de quoi les élever. Nous décidâmes de nous arrêter à six. Et nous les avons tous d'autant plus aimés.

Dans les années soixante-dix, au moment où la pression en faveur de la légalisation de l'avortement était la plus forte et où le débat public autour de cette question battait son plein, certains, soucieux de protéger la vie de l'embryon, répondaient aux arguments avancés par les féministes que la chasteté pouvait être une solution. Si vous ne voulez pas d'enfants, abstenez-vous de rapports sexuels ! On retrouve aujourd'hui cet argument lorsqu'il s'agit d'évoquer la prévention du sida. A quoi bon des préservatifs, l'abstinence sexuelle suffit ! Le catholicisme, dont l'un des dogmes majeurs reste d'ailleurs le célibat des prêtres, n'a jamais accepté la contraception sous quelque forme que ce soit. Il ne pouvait à plus forte raison tolérer l'avortement, même dans les cas les plus tragiques. Quant à moi, je n'ai jamais considéré l'avortement comme une intervention banale. Et si j'ai milité pour le libre choix des femmes, l'idée d'un avortement de convenance m'a toujours été insupportable. Mais je sais aussi que la différence entre convenance et détresse est parfois ténue et confuse. Qui doit en juger ? Sûrement pas la société à travers le législateur qui est bien souvent un homme. Le médecin seul, en conscience ? Et surtout comment en juger ? En vertu de quels critères ?

J'ai raconté l'avortement que je décidai de pratiquer à vingt ans. Il s'agissait selon toute évidence d'un cas de détresse. La jeune femme n'avait pas le sou, elle ne pouvait même pas s'en remettre à une de ces « faiseuses d'anges » promptes à « rendre service », si nombreuses alors. J'avais confiance. D'autres fois, le problème était moins clair. Que faire lorsqu'une jeune fille de dix-sept ans, « de bonne famille » comme on disait autrefois, vient vous solliciter en expliquant qu'elle a commis une bêtise dans un moment d'abandon ? L'enfant bien sûr pourrait être élevé. Mais sa famille ne l'acceptera pas. Sa vie est brisée pour un moment de folie adolescente. Doit-elle pour autant expier ? Luttant contre la souffrance, à la différence de certains catholiques, je n'ai jamais eu le goût du châtiment !

Dans certains cas où, comme médecin et comme croyant, je ne parvenais pas à décider, l'adoption restait une solution possible. Je m'arrangeais pour que la mère puisse accoucher discrètement et pour que son enfant trouve une famille d'accueil sûre. Cette méthode, en forme de compromis, supposait pour être efficace que la mère ne voie pas l'enfant. Il fallait le lui enlever tout de suite. Un jour pourtant, j'eus la maladresse de ne pas rester fidèle à ce principe. J'avais bien trouvé à l'avance un couple charmant qui désirait adopter l'enfant. Tout était prêt pour le recevoir dès sa naissance : ils avaient acheté le petit lit, la layette et le nécessaire à langer. Je laissai la mère voir son bébé, et elle ne voulut soudain plus entendre parler d'adoption. Il fallut l'apprendre à ce couple qui vivait dans l'attente de ce qui allait être pour lui un moment merveilleux. Le petit lit d'enfant resta vide. On comprend alors mieux les querelles et les problèmes que suscitent aujourd'hui les mères porteuses. On croit que tout s'arrangera, qu'on acceptera les termes d'un contrat qui paraît clair. Et puis, au dernier moment, l'enfant qu'on a porté des mois, on ne peut plus le perdre. De qui d'ailleurs est-il né ? De ceux qui ont fourni ovule et spermatozoïde ? Du ventre qui l'a porté ? Des situations de ce genre sont trop complexes, trop singulières, pour se prêter, je crois, à une évaluation au nom de principes rigides. Chaque cas fait à lui seul jurisprudence. Chaque fois c'est une femme en particulier, elle et pas une autre, dont il faut essayer de comprendre les raisons parfois déraisonnables. Ce n'est pas, à chaque fois, un principe général qui peut en rendre compte et permettre de juger une catégorie universelle et fixe, bien souvent produite par un système de pensée conçu par des hommes, au plus grand bénéfice des hommes seuls, par un système misogyne qui refuse de prendre acte de la réalité mais tolère les hypocrisies.

Tout jeune, j'ai souvent dû soigner des fausses couches consécutives à des avortements maladroits ou au travail approximatif de « faiseuses d'anges ». Comment supporter ce sang, cette douleur, cette honte souvent, et l'hypocrite discours de certains, médecins, hommes publics, qui dénonçaient l'avortement pour toutes les femmes, mais « s'arrangeaient » quand il s'agissait de leur fille ou de leur maîtresse ? Comment supporter l'éloge public de la chasteté et l'usage privé de l'adultère ? Cette hypocrisie, bien française d'ailleurs, qui nous fait tolérer avec un sourire amusé et un œil égrillard ce que d'autres refusent – songerait-on, en France, à pousser à la démission un homme politique qui trompe sa femme ? – jamais je n'ai pu me résoudre à la supporter. L'athée s'arrange des Tartuffe, ils lui renvoient une image de la religion et de la morale qui justifie son absence de foi. Le croyant, lui, les abhorre.

C'est pourquoi j'ai choisi d'apporter mon soutien à la cause des femmes lorsqu'il s'est agi d'offrir à toutes celles qui le voulaient la possibilité légale de choisir un avortement digne et sûr. En 1972, eut lieu le procès de Bobigny, grande date de l'épopée féministe. Une jeune fille de seize ans était accusée d'infanticide pour avoir avorté. Gisèle Halimi la défendait. Elle présidait le mouvement « Choisir ». Elle décida donc de faire de ce procès un événement et un symbole qui déclencheraient un vaste débat public.

Un peu plus tôt, j'avais accepté de venir prendre la parole à une réunion, organisée salle Pleyel, devant des militantes féministes très remontées. Mes premiers mots provoquèrent un scandale : « L'avortement est la pire des solutions. » C'est tout ce que je pus dire. Il n'y eut pas de suite et je dus m'enfuir par une porte dérobée pour échapper à l'hostilité de ces femmes qui s'étaient senties provoquées dans leurs convictions par l'attaque de mon discours. En fait, je voulais expliquer que si l'avortement est la pire des solutions, à mes yeux, elle me paraît cependant nécessaire dans certains cas limites. C'est d'ailleurs ce que je me suis efforcé d'expliquer au procès de Bobigny, en prenant l'exemple de l'avortement que j'avais moi-même provoqué, ce qui me valut une condamnation par le conseil de l'Ordre des médecins.

Si j'ai accepté de m'engager ainsi aux côtés des féministes, c'est d'abord parce que mon expérience de médecin me rendait sensible à leurs raisons. Il m'a fallu pour cela m'opposer à certains de mes pairs, mais aussi à l'Eglise à laquelle pourtant je crois. Je n'ai pas craint de le faire, parce que, bien que catholique, je ne peux nier que ma foi n'est plus aujourd'hui majoritaire en France. Peut-être mon attitude serait-elle différente si j'étais polonais ou irlandais. Je ne le crois pas. Elle serait seulement plus difficile encore. Mais surtout je vis dans un pays fortement déchristianisé. Comment donc se résoudre à confisquer, au profit de sa foi, la loi qui devrait être faite pour tous ? Pourquoi imposer à d'autres, en particulier s'ils sont éloignés de toute religion, ce qui n'est après tout qu'une croyance ?

C'était cela qui était en jeu lorsque Gisèle Halimi m'a sollicité, ou lorsque Simone Veil a élaboré la loi qui est aujourd'hui la nôtre. Si elle représente un progrès, ce n'est pas parce qu'elle autorise qui le veut à se débarrasser d'un fœtus gênant. C'est parce qu'elle est une expression majeure de la démocratie, de la tolérance et de la liberté. Le législateur ne doit pas être l'interprète du choix de certains, et la loi l'expression de valeurs que tous n'acceptent pas. Comme manifestation de la volonté générale, et non du désir de certains, elle doit offrir la possibilité à tous de se déterminer en conscience, librement.

Pourtant, on a souvent dit que légaliser l'avortement, c'était en augmenter le nombre. Mais les statistiques ne sont d'aucun secours en la matière. Raisonner ainsi c'est oublier le nombre considérable naguère des avortements clandestins, rebelles à tout dénombrement. C'est également ne considérer qu'un aspect du problème. L'avortement, s'il est légal, tombe sous le contrôle des médecins, et n'est possible que dans certaines limites. Mieux vaut un avortement maîtrisé que des interventions tardives, dans des conditions sordides et dangereuses. Surtout, légaliser l'avortement n'est possible que si on informe le public, surtout les jeunes, et si on fait en sorte que l'usage de la contraception s'étende. Avorter n'est plus alors qu'un recours extrême, dans des circonstances extraordinaires, dont il faut souhaiter qu'elles restent marginales : absence de contraception, inconscience, manque d'information, viol, danger pour la mère, malformation du fœtus. Par mauvaise foi au contraire, les adversaires résolus de l'avortement ont souvent voulu le présenter comme un moyen de contraception en danger de se banaliser. Comme si, pour toutes les femmes qui font ce choix, avorter pouvait être banal ! Mais aujourd'hui l'extension d'une contraception efficace et de plus en plus exempte de risque permet d'espérer en finir avec ce faux problème, ou du moins, cette présentation biaisée et fallacieuse de la question.

Il m'apparaît également que les arguments avancés par les défenseurs d'une natalité forte ne tiennent guère debout. A quoi bon des enfants en grand nombre si c'est pour mal les élever ? Au XIXe siècle, les classes aisées, soucieuses d'éviter la dispersion du patrimoine familial, inaugurèrent un contrôle plus strict des naissances. Les classes populaires, celles qu'on appelait dans les villes les « classes dangereuses », continuaient la tradition des familles nombreuses. Par nécessité le plus souvent. Avec le développement des classes moyennes, l'élévation du niveau de vie, cette dichotomie a disparu. Comme souvent, le modèle en vigueur dans les élites s'est démocratisé, s'est répandu dans les masses, créant un « besoin de contraception » qu'aucune Eglise, qu'aucune « morale », quelle que soit la force de ses principes, ne parviendra à réduire.

Généraliser la contraception, légaliser l'avortement sous contrôle médical et après consultation du Planning familial ont également, et surtout, permis aux femmes de conquérir une véritable indépendance, de sorte qu'on peut se demander si les détracteurs de l'avortement et de la contraception ne sont pas tout simplement les derniers résidus de la gent masculine misogyne qui avancent en masquant grossièrement leur phallocratisme derrière des arguments d'apparence morale.

Aujourd'hui la cause paraît entendue. La loi Veil n'est plus remise en question que par des mystificateurs délirants. On se plaît même un peu partout à commenter les effets de la libération des femmes. La presse consacre l'image de la femme active, de la femme d'affaires, de la femme publique aux responsabilités et aux habitudes autrefois réservées aux mâles. Même si, dans l'entreprise et en politique, les rouages fondamentaux du pouvoir sont encore le plus souvent aux mains des seuls hommes, de grandes étapes ont été franchies. A quoi bon alors revenir sur ce que certains considèrent comme des « acquis » définitifs ? La récente remontée des intégrismes les plus divers fait pourtant, certains jours, craindre le pire. En France, les polémiques autour du sida ou autour du RU 486, parfois baptisée, de façon désinvolte et tendancieuse, « pilule du lendemain », ont réveillé pourtant de vieux démons, de vieux arguments, qui traînent encore dans certaines consciences et qu'on croyait à jamais disparus. Aux Etats-Unis, les mouvements fondamentalistes sont parvenus à remettre en question la légalité de l'avortement et la possibilité pour chaque femme de choisir. On peut même être frappé par la différence de climat entre les années soixante ou soixante-dix et celles que nous vivons. Hier, c'étaient les féministes qui descendaient dans la rue. Aujourd'hui, ce sont les intégristes, les tenants du rigorisme moralisant au cœur sec. Les « majorités morales » de tout poil – qui ont l'audace de se désigner elles-mêmes ainsi, comme si elles formaient bien des « majorités » et comme si, toujours, elles étaient effectivement « morales » – se font aujourd'hui plus actives et plus bruyantes. Ceux qui croient aux « acquis » sont plus calmes et paraissent sûrs de leurs raisons. Mais la passion fanatique est bien souvent plus forte que la raison quand elle croit avoir triomphé de l'obscurantisme. En Italie, l'avortement, autorisé par le droit, est remis en question dans les faits : les femmes enceintes qui viennent avorter à l'hôpital sont méprisées, rejetées. Elles doivent souvent attendre... parfois trop longtemps. De sorte que refleurit l'avortement clandestin à la faveur de la complaisance mercantile de certaines cliniques, et des ambiguïtés de certains médecins qui ont des principes à l'hôpital public et n'en ont plus dans des cliniques privées.

La récente remontée des intégrismes de tout bord doit donc nous rendre plus que jamais vigilants. Non, rien n'est jamais acquis à ceux qui cherchent d'abord et avant tout le raisonnable !

De Gaulle

Peu avant sa mort, de Gaulle, qui pourtant n'a jamais été avare de reproches à mon égard, bougonna un jour à l'oreille d'un membre de sa famille : « Milliez, c'est un type terrible, mais je l'aime bien. » Les relations entre lui et moi n'ont jamais été simples. Nous étions grands tous deux, orgueilleux et colériques aussi. Et même avec lui que j'admirais pour l'audace qu'il avait eue en 1940 d'oser incarner la légitimité française contre la légalité peureuse et revancharde de Vichy, je n'ai jamais pu tout à fait jouer les fidèles flatteurs.

Le Général était difficile d'approche, souvent brutal et dur. Difficile donc pour moi de feindre la servilité des courtisans. Difficile également de manifester à l'égard d'un homme d'Etat une dévotion béate à laquelle on se refuse déjà comme catholique ! Nos conversations, parfois houleuses, prenaient rarement un tour personnel. Le médecin parlait au politique, le général de Gaulle répondait au docteur Milliez. Parmi ses proches, après la guerre, puis sous la Ve République, Malraux était le seul de ses collaborateurs qu'il semblait considérer comme son égal. La personnalité de chacun, leur force intérieure, expliquaient les liens d'estime et d'admiration mutuelles qui les unissaient. L'un se considérait comme l'incarnation, à lui seul, de la France, l'autre comme un visionnaire inspiré. D'autres, qui furent pourtant parmi ses premiers ministres, et qui faisaient preuve d'un dévouement et d'un attachement exceptionnels, ne furent pas payés en retour d'une considération comparable.

Jamais, quant à moi, je ne suis allé à Colombey. Les critiques insistantes de De Gaulle à l'égard des institutions de la IVe République et le processus qui avait conduit à l'instauration de la Ve me disposaient plutôt à m'opposer à lui. Il avait incarné la légitimité, en 1940, contre la légalité pétainiste. En 1958, sa démarche, similaire au fond, ne me paraissait pas aussi fondée. J'étais profondément attaché aux institutions de la IVe qui me semblaient la démocratie elle-même. J'avais en effet été élevé dans l'idée que le fondement même de la République devait être la représentation parlementaire. Comment admettre la logique du coup de force et la personnalisation du pouvoir ? Comment admettre un régime qui repose sur l'aura d'un homme, sur l'autorité d'un « géant » entouré d'une cour de « nains » ? Mais sans doute de Gaulle était-il dans le vrai. La situation, même s'il l'a en partie utilisée à ses propres fins, n'appelait peut-être pas d'autre réponse que celle qu'il représentait. Et sans doute étais-je, moi, comme beaucoup d'autres, dans l'erreur. Les institutions qu'il a inspirées et mises en place, ont, malgré les critiques, finalement été acceptées par tous, y compris par certains de ses plus farouches adversaires d'un temps, comme notre actuel Président. Si d'aucuns songent aujourd'hui à modifier certains points de la Constitution, plus personne de sérieux ne propose d'en changer. Elle a fait ses preuves, et a aussi montré qu'elle s'accommodait assez bien de nuances dans l'exercice même du pouvoir. Malgré son apparente rigidité, notre actuelle Constitution est sans doute suffisamment malléable pour assurer une vie politique sans à-coup et pour supporter des interprétations à la mesure des hommes qui lui prêtent vie. On est bien loin de la IIIe ou de la

IVe ! En 1958, j'avais mésestimé ce que le système parlementaire peut occasionner de désordre, d'incurie et d'instabilité, comme en avaient pourtant témoigné la défaite de 1940, mais aussi l'impuissance à résoudre la crise algérienne.

Le Général était peu porté à se livrer, en particulier face à quelqu'un d'aussi prévenu à son égard que moi. Sa sensibilité, réelle pourtant, malgré sa dureté, ne se manifestait guère que dans la colère et l'excès, ou bien lorsque son orgueil était touché. En 1954, une nuit, j'ai été appelé à son chevet. Il était très mal, et on ne trouvait pas son médecin personnel. Il voulut se lever pour uriner. C'était tout à fait déraisonnable dans son état, et je dus exiger qu'on apporte un pistolet qu'il accepta finalement d'utiliser, malgré ses protestations. « C'est la première fois que je fais cela, m'a-t-il dit alors, je ne vous le pardonnerai jamais. » Mais cette dureté à l'égard de lui-même qui le rendait sensible à tout ce qui pouvait être en contraste avec son personnage, voire le rabaisser, le conduisait parfois aussi à faire preuve, avec les autres, d'une froideur cassante qu'il était souvent difficile de supporter. Après la guerre, au moment du Rassemblement du Peuple Français, j'avais accepté de devenir président du Rassemblement de la Jeunesse Française. Un jour qu'il venait visiter nos instances, je lui présentai mes adjoints parmi lesquels figurait le frère d'un de ses officiers. « De la même famille ? questionna-t-il brutalement. Plus on en tue, plus il y en a... » Amabilité maladroite ? Humour noir ? Goût de la formule ? Certains mots historiques, pourtant, ne devraient pas être prononcés. Celui-là en tout cas a été mal accueilli. Tous les dirigeants du RJF sont ensuite devenus députés... sauf Georges Thierry d'Argenlieu, ce jeune frère d'officier, et moi. Accepter la direction de ce mouvement était d'ailleurs une erreur. L'exemple de la carrière politique de Paul Rivet ou de Pasteur Vallery-Radot aurait dû me retenir de céder à la tentation. Mais l'insistance du Général, de Chaban-Delmas et de Pasteur Vallery-Radot lui-même eut raison de mes réticences. J'ai cédé. Pour peu de temps heureusement. Mon départ pour le Canada me permit de rendre vite mon tablier au cours d'une entrevue houleuse, brutale. Je dus subir les propos peu amènes du Général et sa promesse de ne jamais me pardonner. En 1954 pourtant, lors de nos retrouvailles, dans des circonstances dramatiques, il tint à m'en reparler. Il n'avait pas oublié, mais il reconnut que j'avais eu raison de partir.

Ces grands malades...

C'est grâce à Pasteur Vallery-Radot que j'eus la chance d'être souvent appelé auprès de malades qui comptèrent parmi ceux qu'on appelle un peu sommairement « les grands de ce monde ». C'est lui qui me demanda d'abord de soigner le roi d'Afghanistan ainsi que son fils. Le roi me voua une grande reconnaissance parce que je l'avais guéri, ce qui était en fait d'autant plus facile qu'il n'avait rien ! Il voyait seulement passer devant ses yeux ce qu'on appelle des « mouches volantes ». Lui prescrire des verres fumés suffit pour faire disparaître cette gêne. Cet exploit médical me fournit ensuite l'occasion d'assister Mondor, ce grand professeur de clinique chirurgicale, plus grand médecin que grand chirurgien d'ailleurs. Il devait opérer d'urgence le fils du roi d'Afghanistan d'une appendicite aiguë. Seule une infirmière donnait l'anesthésie. Je dus endosser la tenue du chirurgien, et, pour assister Mondor, je n'avais pour moi que mes souvenirs d'externe en chirurgie. Au bout d'un moment, il se tourna vers moi et, avec son accent bourguignon si marqué, me dit : « Je ne trouve pas l'appendice, Milliez, je ne le trouve pas. Je voudrais croire que ce malade s'appelle Félicien Dupont, mais je n'y arrive pas. Je ne peux pas oublier qu'il s'agit du fils du roi d'Afghanistan ! » Que dire ? Par chance je vis l'appendice. J'avais le beau rôle. Il suffisait de répondre, grand seigneur : « Cela ne change rien, monsieur. Et puis, le voilà l'appendice ! » Le fils du roi se rétablit très vite, et partit avec son père vivre à Rome.

Ibn Séoud avait pour médecin un général américain qui avait soigné le président Truman. Ce militaire ne put jamais se faire aux usages de la cour d'Arabie. Un jour qu'il faisait particulièrement chaud, le roi lui suggéra de se vêtir comme lui, à l'orientale. Et le général de s'écrier bêtement que ce serait déshonorer son uniforme. Le roi le prit évidemment très mal et le chassa sur-le-champ. Sur les conseils de ses médecins, qui étaient tous ou presque de formation française, il fit appeler Pasteur Vallery-Radot. Mon maître n'eut guère plus de chance avec les mœurs orientales que son prédécesseur américain. Après son premier repas au palais, selon la coutume, on lui apporta un parfum pour se laver les mains. Il crut poli et astucieux de s'écrier « Ah ! les parfums de l'Arabie ». Gêne dans l'assistance. C'était en réalité « Soir de Paris », qu'on avait probablement utilisé en son honneur. Cette maladresse l'avait quelque peu ridiculisé aux yeux du roi et de la cour. Il préféra m'envoyer le remplacer auprès du vieux roi, qui, avec quelques chameliers au départ, avait reconquis le trône de ses ancêtres contre les Turcs. Il avait tué de ses mains le gouverneur turc de Ryad. C'était un homme affable, et malgré notre ignorance mutuelle de nos langues respectives, j'eus très vite de très bonnes relations avec lui.

Il avait un sens de l'histoire assez particulier pour un Occidental comme moi, de sorte que nous parlions des Croisades comme si c'étaient nos propres grands-pères qui s'étaient battus les uns contre les autres. Cela donnait d'étonnants échanges où il évoquait, sans doute pour me plaire, le courage des Croisés dont il semblait évoquer presque avec nostalgie le souvenir encore frais. Il se méfiait de son entourage, et se mit un jour en tête que ses médecins ne traduisaient pas correctement ce que nous nous disions. Il fit donc appeler l'interprète qui était chargé de lire pour lui la presse occidentale. L'homme arriva, la mine défaite, et m'expliqua discrètement tant bien que mal qu'il ne parlait en réalité pas un mot de français ni même d'anglais. Il inventait tout et se débrouillait très bien ainsi. J'acceptai de me prêter à son jeu, et c'est ainsi que la cour d'Arabie abrita un jour un dialogue parfaitement burlesque : le roi s'exprimait en arabe, l'interprète faisait semblant de traduire en un jargon faussement occidental qui parvenait à tromper le roi et auquel évidemment je ne comprenais rien. Je répondais à ma guise, et l'autre inventait une traduction arabe. Tout le monde fut ravi, et la supercherie, par chance, ne fut pas découverte. Heureusement, le roi redevint confiant et je n'eus à jouer ce rôle qu'une fois.

Jusqu'à sa fin, nous sommes restés très bons amis, au point qu'il insista pour qu'avec Pierre Maurice je sois présent à sa mort, contre l'usage qui voulait que seuls des musulmans y assistent. Il me fallut d'ailleurs prouver qu'il était bien mort, et je dus approcher un miroir de ses lèvres pour que tous autour de moi acceptent l'évidence. Sa mort fut proclamée, et tout le harem se mit, selon la coutume, à pleurer et à hurler. Toutes les femmes de Ryad se joignirent à cette clameur épouvantable, à cet intolérable vacarme, expression rituelle tonitruante du deuil, contraste flagrant avec la retenue et la gêne qui suivent une mort en Occident et surtout en Extrême-Orient.

J'ai continué ensuite à soigner la famille royale, jusqu'au départ de Saoud. Bien que peu brillant, il avait succédé à son père. Ibn Séoud n'avait pu se résoudre à priver du trône un fils à qui il devait la vie. Saoud avait sauvé son père au cours d'un combat en le protégeant de son corps des balles qui allaient l'atteindre.

Mais le second fils, Faïçal, en eut vite assez. Il jugeait le royaume déclinant, et son frère incapable. Il chercha d'abord à me rallier à sa cause et à me persuader que Saoud était malade. Son taux d'urée était effectivement très élevé. Mais je découvris que chaque jour on lui donnait une petite dose d'arsenic... en guise de remontant. Je parvins à faire cesser cette pratique que je ne pouvais cautionner de mon silence. Mais Faïçal se lassa et se passa de mon aide pour déposer finalement son frère. Malgré cela, je restai un temps médecin du nouveau roi. Nos relations demeuraient quelque peu tendues, et il voulut une fois encore se servir de moi. Les séjours dispendieux et scandaleux de sa famille et surtout de sa femme en Europe lui déplaisaient. Il voulait que j'invoque des raisons médicales pour les faire cesser. Je cédai, et, pour toute récompense de mon double jeu, il me congédia. « Je vous remercie, me dit-il, mais vous ne pouvez plus être mon médecin. Ma femme comprendrait que nous étions de mèche. »

C'est ainsi, par cet épisode qui mêlait vaudeville et conte oriental, que s'acheva ma tâche en Arabie Saoudite. Trois ou quatre fois l'an, durant plusieurs années, j'avais fait le voyage, pittoresque, jusqu'à Ryad. Il fallait gagner Le Caire, puis Djedda, premier port saoudien, où l'on me prenait en avion spécial pour m'emmener jusqu'à la capitale royale, en plein cœur du pays. Une fois que nous survolions le désert, le pilote me cria : « No benzine ! ». Il avait oublié de faire le plein. Il réussit malgré tout à nous poser et nous avons attendu vingt-quatre heures qu'arrive enfin, par je ne sais quelle voie, un camion citerne qui nous tira d'affaire.

Les nations comme les hommes oublient avec une étonnante facilité les services qui leur ont été rendus. Hadj Thami El

Glaoui, pacha de Marrakech, a permis à la France, en aidant Lyautey, de sauvegarder durant la première guerre les liens qui unissaient depuis peu le Maroc à notre pays. Sa fidélité et celle de ses hommes rendirent inutile la présence en grand nombre de troupes françaises dans le royaume Alaouite. Ensuite son rôle continua d'être essentiel entre les deux guerres mondiales et durant la seconde, alors que l'évolution des mentalités rendait plus délicate sa tâche.

La lésion abdominale dont il souffrait lorsque j'en vins à le soigner s'accompagnait d'une arthrite très douloureuse au genou. M. Pinay demanda cependant au Pacha de s'étendre devant le roi et de lui baiser les pieds. Je voyais alors le Pacha tous les jours à Paris, et je savais quel lourd sacrifice cet acte d'allégeance représentait pour lui. « J'ai déjà donné à la France des preuves multiples de mon attachement, me confia-t-il ensuite. Je lui ai même donné un de mes fils, tué au combat. On me demande, alors que je vais mourir, la pire des humiliations. Je l'ai acceptée par fidélité. Mais pendant la cérémonie, je suis tombé précisément au moment le plus pénible et, dans la position avilissante qui était la mienne à ce moment, je me suis aperçu que j'étais filmé. Aucune injure ne me sera donc épargnée. »

J'avais prévenu le Pacha de la nature exacte de son mal et de son issue probable. Il insista pour mourir en terre d'Islam, à Marrakech, et je l'y suivis. Le professeur d'Allaines vint tenter une exérèse impossible. Le Glaoui décida alors de quitter la clinique à pied, malgré son arthrite douloureuse, pour montrer à son peuple qu'il était toujours debout, en une ultime démonstration de grandeur et de fierté. Il mourut le mois suivant, en janvier 1956, au milieu des siens, avec un courage admirable. La France n'a pas le droit d'être fière de son comportement à son égard.

J'ai soigné beaucoup de chefs d'Etat, en particulier le Shah d'Iran. Celui-ci n'était suivi que par un vétérinaire, et j'ai obtenu qu'un de mes élèves, dont le beau-père était lui-même ministre du Shah, devînt son médecin. Il était ancien interne et chef de clinique à Paris, et a très bien tenu son rôle auprès du Shah. Lorsque j'ai connu ce dernier, c'était au milieu des fastes de son palais. Il vivait à l'occidentale, entouré de ses courtisans, inconscient du sort de son peuple et de la montée de la contestation religieuse que sa politique et son attitude favorisaient. Il était fier de son pays, fier de Cyrus, de la Perse d'avant l'Islam. Il voulut célébrer ce glorieux passé à Persépolis, dépensant sans compter, invitant à prix d'or des personnalités du monde entier. S'il enchanta l'Occident, il scandalisa encore plus son peuple qui ne lui pardonna jamais. Pourtant la Shabanou, femme sensée, essayait parfois de faire entendre raison à Sa Majesté. Elle a contribué à améliorer le sort de son peuple, mais les grandes réformes auxquelles elle avait songé n'ont jamais abouti. Lorsque je disais au Shah « La reine m'a dit qu'elle pensait que... », il m'arrêtait. « Ce n'est qu'une femme », protestait-il. Pourtant s'il avait écouté son épouse, moderne et occidentalisée, tout comme lui, mais sans doute plus avisée et prudente, il ne serait pas mort détrôné.

Le Shah, comme je l'avais vite compris, vivait en effet dans un monde à part, celui de la Cour. Ce monde artificiel, international, n'était pas celui du peuple iranien. La Cour, et tous ceux qui gravitaient autour, constituaient une sorte de membre rapporté, un îlot occidentalisé qui heurtait en profondeur la société iranienne, tout autant que l'autoritarisme d'un régime qui pourchassait et persécutait ses opposants.

Le Shah, à la fin de sa vie, était très malade. Il souffrait d'une affection très rare dont un de ses Premiers ministres et quelques autres chefs d'Etat contemporains, eux aussi, sont morts. J'avais dû faire venir Jean Bernard à Téhéran, et après sa chute, je continuai à voir le Shah au Mexique. Georges Flandrin, élève discret et désintéressé de Jean Bernard, dut se battre pour soigner le Shah jusqu'à sa mort contre des intrigues médicales étrangères. A cette époque, en exil, le Shah, amer et désillusionné, me disait souvent : « Plaignons vite les opprimés avant qu'ils ne deviennent à leur tour des oppresseurs. » Très vite, les ayatollahs, dont je m'étais moi-même d'abord mal représenté le pouvoir, tyrannisèrent le peuple avec un fanatisme farouche. Jusqu'à envoyer durant la guerre avec l'Irak des enfants de dix ou onze ans se faire tuer en leur promettant le Ciel, et jusqu'à réduire au sous-développement un pays en cours de modernisation. Depuis le départ du Shah, l'Iran a perdu le bénéfice accumulé en deux générations. Le Shah voulait en faire l'un des pays les plus brillants du monde, mais il n'avait pas compris que son peuple ne suivait pas, que le rythme était trop rapide, que l'occidentalisation heurtait des traditions encore vivaces, et que la richesse affichée par certains restait trop mal partagée. On ne passe pas brusquement du Moyen Age au XXIe siècle, surtout lorsque domine encore la monarchie absolue, appuyée sur une caste de courtisans, sur les puissances occidentales et sur une police plus que brutale. Le Shah n'a pas su se donner les moyens de ce qu'il cherchait, en despote « éclairé », à imposer à son pays. En échange son peuple a hérité toujours plus de violence. Parmi les victimes des nombreuses vagues d'assassinats politiques suscitées par Khomeyni, figurait une femme dont je connaissais la famille : elle était professeur de mathématiques et député. Après neuf ans d'internement, elle a été fusillée alors même que, sa « peine » purgée, on lui avait annoncé sa libération prochaine.

Les Syriens, un jour, me firent venir. Ils venaient de déposer leur président de la République. En a-t-il encore pour longtemps ? me demanda-t-on brutalement. Je protestai au nom du secret médical. Ils voulaient en fait se débarrasser de lui à bon compte. Vivant, il était une gêne pour ceux qui l'avaient remplacé. Comme il était effectivement très malade, je proposai de l'emmener avec moi au Liban où il pourrait mourir tranquille. On accepta ma proposition qui arrangeait tout le monde. Cet homme représentait en fait une fraction importante du pays, aujourd'hui gouverné par les Alaouites comme Assad, qui ne constituent qu'une minorité.

C'est la seule fois où, en empêchant ce qui aurait été sans doute l'assassinat d'un homme politique, je crois avoir joué un rôle direct véritable. La plupart du temps, à l'étranger, mes fonctions exclusivement médicales faisaient de moi au mieux un témoin. Une fois sur place, dans la mesure où j'acceptais d'être là, je n'avais guère à choisir, et pouvais tout au plus solliciter un peu de clémence.

Ce fut le cas par exemple lorsque Hassan II, dont je soignais déjà une partie de l'entourage, me pria de venir au Maroc au moment du fameux coup d'Etat du général Oufkir. Je fus ainsi sans doute l'un des premiers Occidentaux à assister de près à ce qui se passa alors. Oufkir lui-même avait disparu, mais ses compagnons d'insurrection furent pris et exécutés. Oufkir ne le fut que plus tard, et Hassan II s'acharna ensuite sur sa famille. Témoin réduit à l'impuissance, que pouvais-je faire contre la volonté d'un souverain qui est le dernier monarque absolu de droit divin ? Je parvins toutefois à l'émouvoir un peu lorsque, plus tard, je voulus prêter main-forte à une famille. Je connaissais bien le père, un temps Premier ministre du roi avant de tomber en disgrâce parce que son fils, centralien « converti » au maoïsme, avait été arrêté pour avoir publiquement déchiré une des nombreuses effigies d'Hassan II qui ornent le Maroc. Le roi l'avait fait condamner à quinze ans de prison. Il accepta finalement de réduire sa peine à huit ans.

Ironie du sort, ce jeune révolutionnaire imprudent entra ensuite au service de son roi !

Ce ne fut pas malgré tout la seule fois où, réduit à une quasi-impuissance malgré mon statut presque officiel, j'eus l'occasion de jouer un rôle direct. L'interception par l'aviation française de l'avion qui transportait Ben Bella et quelques autres hauts responsables du FLN reste un épisode célèbre et hautement controversé de la guerre d'Algérie. Les prisonniers furent internés en France et décidèrent de protester par une grève de la faim. Jean Hamburger fut d'abord chargé de donner un avis médical, mais il jugea que la responsabilité dans cette affaire était telle qu'un seul homme ne pouvait légitimement l'assumer. Il proposa donc qu'une commission soit nommée, dont je fis partie. J'étais le plus jeune. On me pria de donner en premier mon avis. Le bon sens me commandait de faire remarquer qu'on ne pouvait laisser ces hommes ainsi, que de toute façon nous serions amenés à traiter avec eux et qu'il fallait donc leur rendre leur détention aussi supportable que possible. Les autres se rangèrent à mon avis. Et c'est ainsi que, sans avoir rencontré Ben Bella et ses amis, les circonstances me firent croiser la cause du FLN. Ce n'est que plus tard que j'ai rencontré, en privé, Boumedienne qui, par sa personnalité, me parut avoir le rayonnement et la stature d'un homme d'Etat peu banal. Pourtant il n'est pas sûr que sa politique socialiste très rigide ait été bénéfique à son pays. A la longue, la population a fini par se lasser des restrictions et des options économiques et sociales qu'il a contribué à imposer à l'Algérie. Elles n'ont sûrement pas favorisé l'ouverture et les progrès d'un pays disposant pourtant d'un capital qui aurait pu lui permettre d'échapper à un relatif sous-développement et, avec l'influence française, d'éviter de se refermer sur soi.

Mais ce sont surtout mes contacts avec le Liban et mes nombreux voyages à Beyrouth qui m'ont permis de découvrir en profondeur le Moyen-Orient et le monde arabe. Au cours de mes études de médecine, j'ai même songé à entrer dans les ordres pour partir m'occuper de la faculté de médecine de Beyrouth, bastion oriental du catholicisme missionnaire. A cette époque, elle ne comptait d'ailleurs que des Européens et, tout comme lorsque l'Algérie était encore département français, pas un seul musulman. A Alger comme à Beyrouth, on croyait encore, colonialisme ou même paternalisme oblige, les musulmans incapables de devenir professeurs de faculté. La faculté de Beyrouth ne comptait que des professeurs maronites. Progressivement vinrent des Grecs orthodoxes, mais cette évolution était facilitée, parce qu'il s'agissait encore de chrétiens. De là à nommer des musulmans, il y avait loin ! Lorsque je devins membre du conseil supérieur de la faculté, je parvins toutefois à faire bouger les choses et deux musulmans, deux seulement, furent enfin nommés. En fait, ils furent tenus à distance par tous : par les chrétiens, comme par les leurs, qui les considéraient comme des traîtres ayant accepté de travailler dans un milieu dominé par les maronites. Jamais malgré mes efforts et ceux du père Madet, le chancelier, qui avait compris que la faculté pouvait et même devait devenir un lieu d'échange et de rencontre entre les communautés, un symbole du Liban moderne, il ne fut possible de briser l'exclusivisme souvent haineux qui régnait dans le petit monde médical de Beyrouth, comme dans le pays tout entier. Pourtant j'avais de bonnes relations avec tous, maronites, sunnites, chiites, druzes ou orthodoxes. Il m'est même arrivé certains soirs de devoir dîner plusieurs fois pour ménager les susceptibilités de chacun de mes hôtes, sans qu'aucun ne se sente délaissé. Mais en fait, même si un temps on a pu avoir l'impression que le Liban parviendrait à une solution pacifique et harmonieuse des conflits qui opposaient les différentes communautés, dès avant l'explosion récente de violence, la situation était tendue et les haines profondes. Les apparences étaient sauves sans doute parce que les chrétiens tenaient solidement les rênes du pouvoir politique et économique, et parce que, dans chaque camp, des familles évoluées s'efforçaient de calmer les esprits. En profondeur, la situation était viciée déjà et depuis longtemps. La présence massive des Palestiniens chassés des autres pays, la croissance de la communauté chiite, stimulée par l'exemple iranien, et l'expansionnisme déstabilisant de la Syrie firent éclater un équilibre précaire.

C'est ainsi que le Liban que j'ai tant aimé, qui était, il y a peu encore, le dernier bastion d'une présence française encore agissante en Orient, et où le développement économique semblait favoriser l'apaisement des conflits et le respect des différences, s'est dissous et a sombré dans le chaos, vivier de tous les extrêmismes et de tous les intégrismes. Pourtant il était beau le Liban d'autrefois. C'était une sorte de point de rencontre de tout ce qui avait fait le Moyen-Orient et qui semblait destiné à y fleurir dans la paix. C'était un pont entre Orient et Occident. La culture française, qui y était encore solidement implantée, s'y montrait sous son meilleur jour, bien plus qu'en Afrique du Nord. Et puis, venue l'époque des camps de réfugiés, du chiisme intégriste, des milices, des voitures piégées et des prises d'otages, tout s'est effondré.

Les origines variées de mes élèves m'ont donné souvent l'occasion de me rendre dans les pays les plus différents. C'est ainsi que je pus retourner plusieurs fois en Tchécoslovaquie que j'avais connue du temps de Bene;aks, lorsque, jeune interne, je m'étais rendu à Prague pour une mission médicale. Avant guerre régnait à Prague, du moins dans les milieux que nous étions appelés à fréquenter, une atmosphère très libre. La démocratie et le contexte international favorisaient une grande effervescence intellectuelle et politique. Je rencontrais beaucoup de franc-maçons, de socialistes. Bien sûr beaucoup d'esprits forts déjà convertis au nazisme allaient clamant partout la supériorité de l'ordre allemand et les beautés de l'homme nouveau dont devait accoucher le IIIe Reich. Parmi ces beaux esprits arrogants, je fis la connaissance en particulier d'un attaché culturel français qui resta à Prague après l'invasion allemande et qui fit carrière pour les nazis. A mon retour après la guerre, je le retrouvai toujours là. Il avait renoncé à la nationalité française et, plus étonnant, était devenu un parfait communiste, ce qui en disait long sur son sens moral et sur ses ressources d'intrigant. En parfait homme d'appareil, il vantait les beautés du stalinisme comme il l'avait fait dix ans plus tôt pour le nazisme.

L'atmosphère inquiétante des pays de l'Est, je pus la découvrir sous son jour le plus noir lorsque après le printemps de Prague, je fus appelé en Tchécoslovaquie pour un congrès international de la presse médicale. La répression était à son comble, et le pays était comme plongé dans le silence et la crainte. A l'hôtel, le service n'était plus guère assuré. Il fallait attendre des heures que quelque aliment nous soit apporté par un personnel sous haute surveillance auquel nous n'avions pas le droit de donner le moindre pourboire.

Ce climat inquiétant, fait de silence, de méfiance et de surveillance à peine déguisée, je pus le retrouver lorsque je fus appelé en Albanie pour soigner des membres de la Nomenklatura locale : le Premier ministre et sa famille d'abord, un ministre qui vint ensuite mourir à Paris dans mon service, et enfin le secrétaire général du Parti, Enver Hodja. J'appris ainsi à mieux connaître les rivalités de personnes qui, dans le monde communiste comme ailleurs, façonnent la vie politique. Deux hommes, staliniens déterminés, musulmans de naissance tous deux, s'opposaient en Albanie. Ils étaient venus au communisme par des voies bien différentes. L'un, Mehemet Shehu, savait le russe qu'il avait appris durant sa formation en

URSS, le castillan pendant la guerre d'Espagne, et le français lors d'un séjour dans un camp du sud de la France après la déroute des républicains espagnols. Sa connaissance des langues étrangères reflétait ainsi sa carrière de vieux militant du Komintern. L'autre, Enver Hodja, était de formation française. Il avait étudié au lycée de Korça, dirigé par le comte de Courville, puis à Montpellier et à Paris. Il était ensuite devenu professeur de français à Korça, où est passée toute l'élite révolutionnaire albanaise. Les deux hommes se livraient une lutte acharnée pour le pouvoir. Mehemet Shehu mort, Enver Hodja put organiser à sa guise sa succession.

Curieuse Albanie, si longtemps dominée par la botte turque, et que la révolution a jetée sous la coupe du stalinisme le plus dur. Les statues de Staline sont toujours debout et les femmes chantent toujours sa gloire, mais certains dirigeants, marxistes farouches, font encore baptiser clandestinement leurs enfants par des popes discrets. Services, nourriture, habitation dépendent du rôle officiel qu'on joue. Perdre le pouvoir signifie tout perdre. Mieux vaut donc rester prudent et ne pas trop parler. Quelle différence avec les mœurs publiques occidentales !

Dans notre monde au contraire, les personnalités publiques ne craignent pas toujours de s'exprimer sans détour, de se confier même, et d'abandonner un peu de leur intimité et de leurs pensées les plus privées. C'est ainsi que je reçus un jour les confidences de Jacky Kennedy, devenue depuis peu Mme Onassis. Au cours des quelques heures que je passai dans l'île de Scorpios, elle m'expliqua son sort et son choix. Onassis était riche, bon, elle avait trouvé auprès de lui calme, aisance. Elle ne chercha pas à cacher au médecin inconnu que j'étais les sacrifices que sa situation impliquait pour une femme comme elle, belle, jeune encore.

Mais que les malades qu'on soigne restent sur leur réserve ou qu'ils affichent parfois, dans la confidence, ce qu'ils sont et font, le plus souvent la complexité des êtres nous échappe. Même au médecin qui croit sonder leur âme en remédiant aux tourments de leur corps. C'est ainsi qu'au fond de l'Arabie, j'ai retrouvé un jour la nièce d'un ami libanais maronite. Elle avait été enlevée à cinq ans, et était devenue la concubine d'un ministre saoudien. Je lui ai offert de l'aider à regagner Beyrouth et les siens. Elle a refusé. Qu'est-elle devenue ? Le ministre était vieux. Sans doute est-elle restée auprès de lui. A-t-elle finalement trouvé son chemin de Damas ?

CHAPITRE IV

Ce que j'espère

Demain la médecine

La médecine, depuis l'époque où j'entrepris mes études, s'est profondément transformée. Les pratiques actuelles et le savoir qui les sous-tend n'ont plus rien de commun aujourd'hui avec ce que j'ai connu autrefois.

A l'hôpital, nous nous contentions bien souvent d'accompagner la maladie qui se développait sans que nous ne puissions rien y changer. La médecine aujourd'hui, sous tous ses aspects, appuyée sur la recherche fondamentale, parvient à plus de guérisons véritables. Nous traitons désormais le mal, tout autant que nous aidons le malade à supporter ses symptômes. La chirurgie, en particulier, encore rudimentaire lorsque je faisais mes débuts d'externe, s'est développée. J'ai vu ses progrès, je l'ai vue cesser d'être seulement une chirurgie essentiellement abdominale qui faisait hésiter à opérer, même les plus grands, pour devenir une chirurgie généralisée, plus précise, plus audacieuse. Lorsque j'ai commencé à apprendre ce qu'est l'hôpital, les chirurgiens opéraient surtout des appendicites, et beaucoup plus qu'il n'était nécessaire. Le chef de service opérait fort peu lui-même. Il savait bien que le malade, à chaque intervention, risquait gros. On pratiquait également des interventions sur les ulcères de l'estomac, selon une méthode aussi simple qu'expéditive : on se contentait de gastrectomies qui laissaient les patients avec un estomac diminué, et des difficultés pour se nourrir. Plus tard, heureusement, se répandirent des méthodes moins sommaires. Lorsque j'étais seulement étudiant, l'anesthésie en était encore à ses débuts. C'était souvent une infirmière qui s'en chargeait, ou même un externe. Dès la première année, on se trouvait ainsi très vite en position de tenir le masque qui donnait le chloroforme, ou une autre substance à base d'éther, et il fallait apprendre sur le tas. Au bout de huit jours, le plus souvent grâce à l'aide d'une infirmière expérimentée, on parvenait à se débrouiller pour doser correctement l'anesthésie en contrôlant en particulier l'œil du malade. On commençait le plus souvent par se faire engueuler par le chirurgien. Durant les opérations à l'abdomen, lorsque l'estomac de l'opéré poussait, c'était parce qu'il souffrait. Il n'était pas assez endormi. Ou bien s'il ne poussait plus du tout, il l'était trop. Puis l'anesthésie s'est beaucoup développée, aux Etats-Unis d'abord, en France ensuite, et s'est élevée au rang de spécialité. Les premiers spécialistes furent d'abord des chirurgiens manqués ou auxquels on ne voulait pas confier la responsabilité d'un service. Mais progressivement la recherche s'est affinée, en fonction des besoins de la chirurgie, en particulier du cœur et du cerveau, et les anesthésistes sont devenus de vrais spécialistes à part entière, de plus en plus brillants, qui rendent aujourd'hui possibles des interventions très délicates, sur des organes clés et durant plusieurs heures.

J'ai connu les premiers développements des greffes d'organes, à une époque où, bien souvent, par manque de moyens et d'organes susceptibles d'être utilisés, nous devions choisir. Moments terribles où il faut choisir, parmi des malades qui pourraient tous y prétendre, celui dont l'état rend le plus nécessaire l'essai d'une greffe. Moments terribles où il faut choisir qui sauver peut-être et qui, disons-le, sacrifier à coup sûr. Ce fut toujours une expérience douloureuse, en particulier pour un chrétien comme moi, que de devoir ainsi presque me substituer à Dieu et me constituer en dernier juge accordant ou refusant le salut terrestre. Moments terribles également que ceux où la morphine ne suffit plus.

Il n'en reste pas moins que, malgré notre quasi-impuissance, ou peut-être plus exactement à cause d'elle, la médecine que j'exerçais à mes débuts restait très proche du malade. Notre action était au moins autant psychologique que physiologique. En ville, la médecine de famille dominait, et à l'hôpital, il faut bien dire que le plus souvent, nous ne pouvions rien faire d'efficace.

La médecine de famille d'autrefois, je l'ai pratiquée moi-même. Je voyais des malades de milieux sociaux très différents, et tous avec le même esprit. Si j'avais aujourd'hui trente ans, je ne pourrais plus travailler de la même manière, parce que les structures médicales, la société médicale ont changé. Cela tient en particulier, je crois, à la réforme que Robert Debré a mise en place, et grâce à laquelle il a instauré une médecine nouvelle. Il a cherché à faire éclater la vieille faculté de médecine de Paris. Il a créé ainsi onze facultés nouvelles, groupées autour de certains grands hôpitaux. Or ceux-ci étaient à l'époque encore plus ou moins spécialisés. Il existait des hôpitaux pour les maladies cardio-vasculaires et rénales, des hôpitaux de dermatologie, des maternités, etc. Au moment où il s'est agi de les doter d'une faculté, il a fallu briser cette spécialisation et créer de toutes pièces de nouveaux services, avec de nouveaux chefs, pour que les étudiants puissent avoir, sur place, une formation complète. Cette évolution a exigé un travail considérable, et elle s'est souvent faite au détriment, au moins au début, de la qualité des soins et de la formation données dans ces nouvelles structures. Onze facultés étaient sans doute excessives, et six, me semble-t-il, auraient suffi.

Mais cette réforme de fond a conduit également à la suppression de l'externat. On passait autrefois le concours d'externe à la fin de la première année d'études médicales. Ensuite, l'étudiant pouvait exercer certaines fonctions, même modestes, au sein d'un service, faire des examens simples, s'occuper des malades. Il découvrait ainsi très vite la réalité du métier qu'il devait apprendre, il entrait en contact avec les malades et le personnel infirmier, il se familiarisait avec les méthodes, les structures, l'atmosphère de l'hôpital. Aujourd'hui au contraire, et pour tenir compte de l'évolution de la médecine, la formation scientifique est plus approfondie, plus technique, plus précise. Mais elle reste trop théorique. On voit ainsi arriver à l'hôpital des internes déjà âgés, relativement imbus de leur savoir souvent livresque, et qui comprennent assez mal parfois ce que peuvent leur apporter le savoir pratique et l'expérience de l'ensemble du personnel infirmier. L'écart s'est ainsi creusé entre des médecins-chercheurs, souvent très compétents quant à la théorie fondamentale, et l'ensemble du personnel qui doit assumer la réalité des soins, qui doit avoir la charge réelle, quotidienne, des malades, et qui souffre d'être parfois méprisé, ou ravalé au rang d'exécutant. Il est certain que ce phénomène a joué un rôle dans la grogne qui a précédé les récentes protestations des infirmières. De la même façon, les internes ne font plus qu'un internat général assez court. Très vite ils passent des concours de spécialité, deviennent pédiatres, cardiologues, dermatologues, etc. Ce système permet de produire des spécialistes de plus en plus compétents et efficaces qui favorisent l'évolution rapide de chacune de leurs disciplines. Le processus de spécialisation était fatal et nécessaire, et toutes les disciplines scientifiques lui doivent leurs progrès. Mais il me semble également dommageable à la médecine. Avoir une foule de cardiologues ou de gastro-entérologues, c'est bien, à condition que leurs connaissances générales soient réelles.

Si les réformes, entreprises depuis les années soixante en France, ont conduit à réduire la formation pratique à l'hôpital des jeunes médecins, en particulier avec la multiplication des facultés de province, où un étudiant, dans une spécialité donnée, n'est bien souvent en contact qu'avec un seul professeur, elles ont également contribué à isoler l'hôpital de la médecine de ville. Les transitions entre l'un et l'autre ne fonctionnent pas toujours au meilleur bénéfice de tous, et en particulier du malade. Il est regrettable bien souvent que le spécialiste qui voit arriver un malade recommandé par un généraliste ne puisse avoir un meilleur contact avec le milieu familial et soit bien souvent dans l'incapacité de reconstituer parfaitement le passé médical de son patient. A l'hôpital, pour ces raisons comme pour des raisons de temps et de surcharge, on ne parvient que très difficilement à connaître en profondeur ceux qu'on soigne. Je me souviens un jour avoir ainsi commis un impair assez désolant. Je soignais un homme atteint d'une grave maladie que je savais mortelle. Chaque jour je voyais auprès de lui une femme à qui je donnais régulièrement des nouvelles. Je pus ainsi l'avertir de l'issue proche. L'homme mourut, et le lendemain, une autre femme, accompagnée de deux enfants, vint me trouver pour protester : je ne l'avais pas prévenue. C'était l'épouse, et je l'ignorais. Qu'y pouvais-je ? On ne peut demander ses papiers à qui vient voir un malade. Ce fut un de mes grands regrets. Cet homme ne m'avait rien dit, je n'avais pas su percevoir ce qu'avait été sa vie. Nous étions restés des étrangers, le malade d'un côté, coupé de son existence extérieure, et le médecin de l'autre, réduit à son rôle scientifique. C'est aussi cela, l'hôpital moderne, on guérit certes, mais on ignore bien souvent l'homme derrière le malade. C'est pourquoi je crois que nous ne pourrons manquer de revenir à des structures médicales plus ouvertes sur l'extérieur. Non pas seulement parce que l'hôpital, sous sa forme actuelle, coûte cher. C'est une donnée importante du problème, mais ce n'est pas la seule. Vouloir à tout prix réduire nos dépenses de santé n'est pas une solution, et ce me semble une illusion de croire que nous y parviendrons. Le vrai problème, c'est bien plutôt l'affectation et l'utilisation de dépenses qui sont faites de toute façon. Une meilleure organisation pourrait permettre sans doute de les réduire partiellement ou du moins de freiner leur croissance exponentielle. Mais elle devrait surtout viser à combattre la déshumanisation de la médecine moderne. Le problème pour l'hôpital n'est donc pas d'abord financier, il est humain. Il tient à son renfermement sur soi. Il serait souhaitable que le spécialiste qui exerce à l'hôpital puisse saisir la réalité de la vie de son malade, puisse comprendre la démarche du médecin traitant et celle de la famille. Voilà ce que nous devrions rechercher pour l'avenir, ce que les politiques, souvent peu au fait de la réalité médicale, devraient s'efforcer de comprendre. Cette évolution, que je crois nécessaire, permettrait d'ailleurs des économies. Et peut-être parviendrait-on ainsi à moins d'erreurs, à moins de traitements engendrés par de fausses pistes, inadéquats et tâtonnants, parce que le manque d'information ou une spécialisation excessive ne sont pas compensés par la présence d'un médecin généraliste. Bien souvent le contact avec les familles est assuré seulement par les infirmières et l'interne responsable, le médecin-chef ne se consacrant qu'à ce qui l'intéresse et qui relève le plus souvent d'une microspécialité. Il délaisse nécessairement un peu les autres malades. Mais surtout modifier cette situation permettrait à l'hôpital de devenir autre chose qu'un monde clos, qu'un univers un peu tabou, inquiétant parce que renfermé sur soi. Les progrès de la médecine peuvent nous faire rêver, mais aujourd'hui c'est à un hôpital plus humain qu'il nous faut savoir rêver.

A l'autre versant, celui de la médecine de cabinet, en ville, se pose aujourd'hui le problème du statut des généralistes. De plus en plus de spécialités très fines fleurissent qui offrent à de jeunes médecins talentueux de quoi satisfaire leurs ambitions. La pratique du généraliste se trouve ainsi de plus en plus délaissée. Ce sont souvent les moins brillants qui, par nécessité, se tournent vers cette médecine, pourtant la plus fondamentale : c'est elle qui assure les premiers contacts avec les malades et permet les premiers diagnostics qui orientent ensuite le patient vers les différentes spécialités. On a sûrement eu tort de limiter le montant des honoraires des praticiens généralistes. Il est vrai qu'il y a des abus, et qu'il convient de lutter contre une certaine propension à tout médicaliser et à aller consulter au moindre mal de tête. Néanmoins ces mesures restrictives, inspirées par le problème du financement d'une protection sociale de plus en plus coûteuse, ont eu pour résultat d'inciter les praticiens à réduire la durée de leurs consultations pour en augmenter le nombre. Elles ont également favorisé la disparition des véritables « médecins de famille », de plus en plus remplacés par des généralistes à la clientèle passagère et pléthorique. On peut évidemment éprouver une certaine nostalgie pour l'époque des médecins que la famille connaissait bien, qui étaient presque des amis, qui avaient vu grandir tous les enfants et connaissaient les points sensibles de chacun. Mais au-delà d'une simple nostalgie pour des pratiques sans doute incompatibles avec le monde moderne, surtout dans les grandes villes à la population instable, regrettons que nous n'ayons pas encore su trouver d'autres moyens propres à assurer un même suivi médical. Le généraliste, souvent débordé, pare au plus pressé et va au plus évident, puis se débarrasse sur les spécialistes des cas les plus complexes. Encore faudrait-il que son premier diagnostic soit correct. Combien de patients se sont vus ainsi mal dirigés et ont perdu un temps précieux ! Mieux payer et mieux considérer les généralistes créeraient au contraire des conditions favorables pour de meilleurs diagnostics, pour des premiers examens moins mécaniques et une écoute plus attentive. Que peut-on en effet comprendre d'un malade en moins de dix minutes ? Beaucoup d'erreurs seraient ainsi évitées qui ne tiennent pas, le plus souvent, à la défaillance des hommes mais aux imperfections d'un système. Mais la formation à l'hôpital des jeunes débutants est aussi en question. Beaucoup avouent se faire la main sur leurs malades, les premières années de leur exercice professionnel, parce qu'ils n'ont que rarement été en contact seuls avec un patient, parce qu'ils ont rarement été dans l'obligation d'agir et de juger vite, sans pouvoir se reposer sur d'autres. A l'hôpital, en effet, les malades sont suivis par toute une équipe, et l'initiative de l'interne est rarement celle d'un homme seul.

L'amélioration de la médecine générale, de la médecine des praticiens, qui permettrait de donner aux généralistes un véritable statut de spécialistes, et son extension, auraient pour résultat d'ailleurs de réduire le nombre des hospitalisations. L'hôpital est souvent un recours contre les insuffisances de la médecine de ville. Hospitalisé, le malade est suivi régulièrement, on peut disposer de lui pour refaire à plaisir des examens jusqu'à ce que le diagnostic, s'il est difficile, devienne possible. Un meilleur suivi médical, plus intégré au cadre de la vie quotidienne, permettrait au contraire, en orientant mieux les malades et en diminuant les risques, de remédier à ce qu'on pourrait appeler la « surhospitalisation », qui est bien souvent une simple solution de facilité. La généralisation de l'hôpital de jour, dont j'ai vu les débuts quand j'avais encore la responsabilité d'un service, est une réponse possible. Elle permet en tout cas de réduire le coût hôtelier de l'hôpital, mais ce n'est qu'une réponse partielle et imparfaite. Bien souvent, les examens nécessaires ne peuvent tous être faits en même temps. Les malades doivent revenir plusieurs fois, parce que l'organisation est rarement au point. Toutefois, malgré ses limites, cette formule a permis de diminuer le nombre des patients qui vivent à l'hôpital dans l'interminable attente d'examens, ce qui redouble leur angoisse non plus de guérir, mais de savoir de quoi ils souffrent.

Voilà quelles sont les orientations générales que je souhaiterais voir la médecine prendre à l'avenir. Meilleure formation par une répartition plus équilibrée du savoir et de la pratique, meilleure coordination entre généralistes et spécialistes, entre médecine de ville et médecine hospitalière. Tout cela permettrait de contrer la tendance moderne à la coupure entre l'hôpital et le monde extérieur, génératrice de surcoûts, de gaspillages d'efficacité, et surtout de conflits entre la science et l'homme, entre les médecins-chercheurs et les malades.

Voilà ce que pourrait être, je l'espère en tout cas, demain la médecine. Aussi humaine qu'elle a pu l'être autrefois. Aussi technique qu'elle a réussi à le devenir aujourd'hui. Contribuables, médecins et malades y trouveraient tous leur compte.

Relativement pessimiste et critique dans son inspiration, mon analyse peut pourtant se conclure sur une note encourageante d'espoir. La croissance des dépenses de santé, plus rapide que celle de la production et du niveau de vie, a, dans les sociétés développées, un effet tel sur les prélèvements obligatoires, impôts et cotisations sociales, que la situation va rapidement devenir intolérable pour tous. Le gaspillage et les dysfonctionnements de notre système médical d'un côté, ses performances étonnantes d'autre part, ne peuvent dès lors conduire qu'à une réflexion de fond sur son avenir. Nous avons vécu l'âge des progrès quantitatifs, de la médicalisation massive et des découvertes qui ont permis d'étendre le pouvoir de la médecine sur la maladie. Il nous faut demain aborder l'âge des progrès qualitatifs. Il ne s'agit plus seulement de soigner plus, toujours plus. Il faut soigner mieux. Il ne s'agit plus seulement de multiplier les budgets et les moyens en hommes et en structures, mais de favoriser leur affectation et leur efficacité maximales, en n'oubliant jamais que, à travers le malade, c'est l'homme qui compte au moins autant que le mal. Nos progrès théoriques sont aujourd'hui tels qu'ils font apparaître pour l'avenir un nouvel enjeu : redonner à la médecine sa dimension humaine, celle pour laquelle en tout cas je me suis, quant à moi, enthousiasmé dans ma jeunesse.

Mais ils nous font aussi attendre de nouveaux miracles, et ce n'est pas sans un certain bonheur que je relis aujourd'hui un passage de *La Pitié dangereuse* de Stefan Zweig, qui me paraît, espérons-le, prophétique quant au sida.

« La syphilis, qu'on nous présentait comme une maladie "incurable" quand je fréquentais l'Université, est à présent parfaitement guérissable. Nietzsche, Schumann, Schubert et tant d'autres avec eux ne sont donc pas morts d'une maladie "incurable", mais d'une maladie contre laquelle, de leur temps, on ne connaissait pas encore de remède. On peut dire, dans le double sens du terme, qu'ils sont morts trop tôt. Qu'est-ce que chaque jour ne nous apporte pas, à nous autres médecins, de nouveau et d'inespéré, de fantastique et d'inconcevable la veille encore ! C'est pourquoi toutes les fois que je me trouve devant un cas où les autres médecins haussent les épaules, le cœur m'en tressaute de colère de ne pas connaître encore ce remède de demain, d'après-demain, et il bondit également à l'espoir que peut-être je le trouverai au dernier moment. Tout est possible, même ce qui paraît impossible. Souvent quand la science médicale d'aujourd'hui se trouve devant un barrage, elle voit soudain s'ouvrir à côté d'elle une issue qui lui permet de passer. Là où nos méthodes se révèlent impuissantes, il faut essayer d'en trouver une nouvelle, et là où la science ne peut rien, il reste le miracle. Oui, il y a encore des miracles en pleine lumière, contraires à la logique et à l'expérience, et parfois il est même possible de les provoquer. »

Intolérance

Oui, je veux croire à l'impossible ! Oui, j'espère l'impossible ! Et d'abord la disparition de l'intolérance et du fanatisme. Espérance paradoxale pourtant. Le Liban, que j'ai bien connu au temps où les différentes communautés parvenaient encore, dans le respect mutuel, à s'entendre, est plus que jamais déchiré et menace de sombrer dans une ultime folie meurtrière. Pourtant ne peut-on envisager un proche apaisement du conflit qui oppose des factions sans doute lasses de se battre pour des causes auxquelles elles ne croient plus ? La logique de la violence est désormais vidée de ce qui un temps semblait la justifier. Il est clair aujourd'hui que le Liban est le point d'affrontement d'intérêts stratégiques qui utilisent plus qu'ils ne défendent la cause des communautés rivales. Paradoxalement, plus la crise est grave, plus l'autodestruction d'un pays, qui semblait incarner un modèle pour le Moyen-Orient, est proche, plus les raisons sont fortes pour un apaisement.

Espérance paradoxale, au moment où en Europe même des foules déchaînées s'assemblent en hurlant à la mort pour demander la tête d'un romancier dont la seule faute est d'avoir un peu égratigné le Prophète. Son livre, que bien peu, dans le monde, eussent lu, sans cela, n'aurait eu qu'un faible, très faible écho. Au même moment, en Iran, des foules semblables se pressent jusqu'à étouffer pour adorer une dernière fois celui qui les a précipitées dans la guerre. Espérance tout de même : la mort du chef spirituel de la révolution iranienne semble laisser les coudées plus franches à ceux qui, plus lucides, plus réalistes, pourront choisir d'autres voies d'action que celle des armes.

Espérance paradoxale, lorsque toute une jeunesse en Chine se dresse pour réclamer dans le calme, érigeant une statue et composant des poèmes, ce qu'à l'autre bout du monde on célèbre comme une évidence, avec un faste débonnaire un peu désabusé. La révolte obtient pour toute réponse le massacre et la répression brutale. Mais espérance tout de même. La logique du massacre ne triomphe jamais durablement, elle est bien plutôt le recours ultime d'un pouvoir désorienté, impuissant à proposer et à justifier une nouvelle Révolution culturelle, et qui ne prend même plus la peine de déguiser sous le vêtement du communisme sa vraie nature de dictature militariste et de gérontocratie usée. Les choses en profondeur n'ont-elles pas changé ? Le massacre n'est-il pas l'ultime pirouette, effroyable par sa disproportion, d'un communisme forcé d'avouer enfin son peu de sens ? Espérance tout de même, quand, en Pologne, un opposant notoire, catholique, intellectuel auparavant pourchassé et emprisonné, devient Premier ministre à la faveur d'élections presque démocratiques et presque avec l'appui de Moscou. Désormais les chars russes ne soutiennent plus les vieilles barbes de la bureaucratie stalinienne des démocraties populaires, et ce sont les modérés du Kremlin qui jouent la carte de l'ouverture. Par conviction ou par stratégie, Gorbatchev semble réussir ce que Khrouchtchev avait manqué. Que la Nomenklatura le veuille ou non, désormais il faut évoluer.

Espérance paradoxale, lorsqu'en France même, une poignée d'intégristes parvient, par la violence, à empêcher la projection d'un film. Mais espérance tout de même. L'intégrisme n'a pas su jusqu'où aller trop loin. Il ne lui est plus resté que la solution du schisme, signe de son impuissance à convaincre en profondeur, signe également du ralliement progressif de l'Eglise à une interprétation plus généreuse, plus moderne, du catholicisme. Espérance tout de même, quand ce n'est plus l'Eglise elle-même qui fait le jeu de l'antisémitisme, mais quand des prélats français se font les défenseurs des immigrés, ou quand le premier des évêques français défend la cause du judaïsme dans l'affaire du carmel d'Auschwitz : il fait preuve d'un esprit véritablement chrétien, il repose la question des relations entre christianisme et judaïsme, et il rappelle publiquement que les chrétiens, individuellement ou à travers leurs Eglises, ne se sont pas encore assez interrogés sur le sens de la Shoah.

Espérance paradoxale que de croire en la disparition prochaine du fanatisme, du sectarisme et de l'intolérance. Moi qui me suis toujours défié de toute forme de dogmatisme, et qui ai refusé d'entrer en politique comme on entre en religion, à une époque où les affrontements, en France même, restaient marqués par la violence, j'ai connu la défaite d'idéologies dont j'ai pu voir qu'à la longue, elles excitent plus de défiance et de refus que d'engouements durables. Les différentes formes de fascisme ont échoué, les dictatures militaires, les tyrans corrompus en Amérique du Sud, aux Antilles, aux Philippines, s'effondrent, victimes de la force dont ils avaient cru pouvoir jouer. Même le Pakistan, longtemps renfermé entre militarisme et islamisme, est aujourd'hui, signe de progrès, gouverné par une femme.

Toutes ces raisons me font croire en l'homme, en sa capacité de refuser de céder, et de faire triompher un jour ou l'autre l'esprit de liberté et de justice contre la part d'intolérance qui est en lui. Cette interprétation, toute chrétienne, de l'histoire, l'actualité la plus récente me paraît la confirmer.

Il me paraît d'ailleurs que le christianisme lui-même est, dans son fond le plus authentique, tolérance. Je n'ignore pas ce que cette interprétation a d'excessif. Nombreux sont aussi les musulmans qui, contre tout intégrisme, tout fondamentalisme, défendent un Islam pacifique. Je n'ignore pas non plus que, dans le passé, mais aussi aujourd'hui, le Christ a servi d'alibi à la violence. Est-ce parce que notre foi a perdu de son intensité, qu'elle s'est vidée de sa composante la plus irrationnelle, et donc la plus fanatique et la plus haineuse, qu'aujourd'hui semble devoir dominer un christianisme véritablement fait d'amour, de tolérance ? Quoi qu'il en soit, il est clair que l'abbé Pierre, Mère Teresa ou Mère Emmanuelle, qui représentent aujourd'hui les figures les plus célèbres du christianisme, ont renoncé au prosélytisme d'antan pour convertir plutôt par l'exemple, dans le respect malgré tout des différences. N'est-ce pas par une fidélité authentique à l'esprit et à l'enseignement du Christ lui-même ? Les Evangiles ne font pas mention de la volonté de constituer une religion séparée, structurée et organisée. La notion même d'Eglise n'est apparue que plus tard, alors que la recherche d'un pouvoir politique était évidemment étrangère au Christ.

Mais le fanatisme, l'intolérance ne peuvent s'éteindre que par le développement de la connaissance, contre l'obscurantisme. Seuls la culture, le savoir permettent à l'homme de sortir de sa minorité, de cesser d'être un enfant égoïste et capricieux, évoluant dans un horizon limité. Il faut cesser de croire naïvement, c'est un croyant qui le dit, et « oser savoir », formule par laquelle Kant, à la fin du XVIIIe siècle, entendait résumer l'esprit des Lumières. *Sapere audere !* Mais les Lumières qui ont cru remplacer Dieu et la foi, pièges de la superstition et de l'obscurantisme, ont versé dans une autre forme d'idolâtrie, celle de l'humanité et du progrès. Au rationalisme des encyclopédistes a succédé la violence révolutionnaire, l'idée qu'un homme neuf pouvait et devait advenir. Des Droits de l'homme, on est passé à l'idée qu'il fallait créer un monde nouveau, sans respect pour l'ancien, au besoin par la force, au nom de l'idéal et de la pureté révolutionnaires. Le rationalisme universaliste de la Révolution française était ainsi gros de toutes les formes de terreur et de totalitarisme, et relayant le prosélytisme des missionnaires, servit à justifier le mercantilisme et l'impérialisme colonialistes. A quoi bon en effet respecter d'autres cultures, dès lors qu'on représente le progrès, l'avenir de l'humanité ? L'esprit des Lumières, fondement même de la Révolution, alors qu'il cherchait à éclairer pour libérer, dégénère en fanatisme, en intolérance. C'est là le risque de tout messianisme, même laïc.

Toutefois, notre siècle nous a montré que les oppositions classiques entre l'ancien et le moderne, la religion et la science, l'État et l'individu ont vécu. C'est pourquoi, malgré tout, j'espère en l'avenir.

Vers un nouvel humanisme

J'espère, pour l'avenir, en une forme supérieure d'humanisme. Il faudrait pour cela que les Eglises achèvent de se moderniser, et qu'elles acceptent de prendre acte de l'évolution morale, intellectuelle et sociale du monde dans lequel elles s'insèrent. Trop souvent encore, par conservatisme, par souci exclusif de maintenir un pouvoir définitivement perdu, elles jouent le jeu de la réaction, elles refusent de comprendre et préfèrent donner des leçons par trop désuètes. Chrétien, un temps séduit par l'idée de devenir prêtre, je suis devenu médecin et chercheur pour remédier à la souffrance des autres. Médecin, je suis resté croyant. Doit-on indéfiniment opposer la liberté de l'homme, qu'incarne la science, et le pouvoir de Dieu ? Doit-on indéfiniment opposer la révolte de la raison et la soumission de la foi, la science et la religion ? Doit-on indéfiniment se crisper sur un enseignement rendu caduc par l'évolution du monde ? L'intégrisme, loin d'être l'expression d'une foi sincère et authentique, n'est-il pas toujours plus ou moins le refuge de la peur du changement, de la nostalgie frileuse, du refus de l'altérité, tout comme le racisme ? A mesure du progrès des sciences, et de la médecine en particulier, la question du rôle et de la signification que la religion peut désormais jouer devient plus grave et plus délicate. Le christianisme en particulier, doit-il, dans ses positions officielles, s'efforcer de tenir compte des évolutions, quitte à passer pour démagogique, ou doit-il courir le risque de paraître conservateur et donc archaïque ?

Pour beaucoup de laïcs, et même de chrétiens, les positions de l'Eglise catholique en matière de sexualité, suscitent l'étonnement, sinon le rejet. L'amour entre un homme et une femme a-t-il changé ? Sûrement pas. Ses manifestations, ses expressions privées et sociales, elles, et elles seules, se sont pourtant modifiées, de sorte que les mœurs sexuelles et familiales sont aujourd'hui différentes de ce qu'elles étaient autrefois. La biologie permet aujourd'hui d'avoir moins d'enfants, la médecine et l'hygiène d'espérer les garder tous en vie. Nul besoin de nombreuses grossesses pour avoir une famille complète. L'élévation du niveau de vie, les progrès de l'économie et de la protection sociale permettent à une famille même réduite de vivre décemment. Nul besoin aujourd'hui de nombreux bras pour assurer la survie de tous, comme c'était le cas autrefois dans le monde agricole, ou, au XIXe siècle, par exemple, dans le Nord industriel et minier d'où provient ma famille. La multiplication des naissances était alors une réponse à la mortalité infantile, et assurait l'équilibre économique de la famille tout entière grâce au travail précoce des enfants. Ce schéma, les progrès parallèles de l'économie et de la médicalisation l'ont rendu caduc au moins dans nos sociétés. La sexualité limitée à la procréation a en quelque sorte fait son temps, puisque les bases socio-économiques qui en rendaient la signification morale impérative ont disparu. C'est pourquoi l'Eglise devrait, me semble-t-il, accepter de reconnaître le bien-fondé du contrôle des naissances par les méthodes contraceptives. Elle le doit, parce que ces moyens sont massivement utilisés dans nos sociétés, et parce que, sans eux, l'avenir même de la planète est en danger. L'exemple de l'Afrique, et en général des pays à très forte explosion démographique, montre en effet que lorsque les progrès de la médecine, qui permettent d'abaisser la mortalité infantile, ne s'accompagnent pas d'un ralentissement du rythme des naissances, la population croît dangereusement, le niveau de vie baisse, les structures socio-économiques éclatent. C'est là une des causes du sous-développement et des difficultés politiques des pays du Tiers Monde. Retarder l'âge du mariage, proscrire la sexualité prémaritale constituent des formes de contrainte morale bien insuffisantes, comme le montre encore plus la montée du sida en Afrique ou aux Antilles.

Les esprits chagrins associent bien souvent contraception et relâchement des mœurs. On peut toutefois noter que le contrôle des naissances est apparu et s'est répandu en Europe bien avant la pilule, et pas nécessairement dans les régions les plus déchristianisées. Au xviiie siècle encore, avant que la natalité ne chute de façon décisive, les mœurs étaient sans doute plus libres. Au xixe, le repli, dans la bourgeoisie, sur une famille réduite pour des raisons économiques imposait une apparence de rigorisme dans les mœurs. C'est d'ailleurs à la faveur du puritanisme que fleurirent plus que jamais la prostitution et l'adultère, dans les milieux aisés, comme en témoigne la littérature, de Balzac à Mirbeau, en passant par les Goncourt, Maupassant et Zola. La contraception existait bien déjà sous la forme du coïtus interruptus, technique en elle-même vide de contenu moral, et indépendante des pratiques qu'elle sert, sans nécessairement les favoriser. Que les mœurs soient plus libres aujourd'hui, c'est un fait. Mais ne prenons pas l'effet pour la cause. C'est la libération sexuelle, l'éclatement et l'effondrement du puritanisme qui ont créé le besoin de contraception, et non celle-ci qui a favorisé celles-là. Certains milieux exagèrent d'ailleurs la portée de la libération sexuelle, sans doute spectaculaire dans les années soixante-dix. Elle est plus limitée que ne le prétendent ceux qui veulent en faire un argument en faveur d'un retour en arrière : ils oublient surtout de dire que la contraception est, avant tout, un moyen pour la femme mariée et fidèle de conquérir son indépendance, de travailler comme son mari, et de ne plus seulement jouer le rôle de femme au foyer, vieillie avant l'âge, étouffée par une progéniture trop encombrante. La contraception sert donc non point tant les débordements sexuels, qui ont de toute façon toujours existé, que la femme en général, mais aussi l'enfant, mieux choyé parce que plus rare.

Ainsi, en matière de sexualité, face aux nouvelles technologies biologiques comme à l'égard des autres religions, l'Eglise devrait faire preuve d'une écoute de l'homme conforme à ce que je crois être l'esprit authentique de l'enseignement du Christ. De même, à l'opposé, si de nombreux scientifiques peuvent encore apparaître comme relativement naïfs quant aux implications possibles de leurs recherches, de plus en plus de signes permettent d'espérer que l'histoire du xxe siècle, dans tout ce qu'elle a pu avoir d'effroyable, ait servi de leçon à beaucoup. L'image du savant n'est-elle pas en train de changer ? Peut-il se contenter aujourd'hui d'être un froid rationaliste, uniquement préoccupé de sa discipline et seulement soucieux de décrocher des budgets de recherche ? Passe encore pour la recherche fondamentale. Mais elle n'est, quantitativement, que marginale par rapport à tout ce qui s'accomplit dans le domaine des sciences appliquées, dont les enjeux économiques, militaires, moraux sont trop clairs pour ne pas apparaître même aux esprits les plus innocents. Le temps du savant pris par sa seule recherche, et qui s'étonne ensuite de ce à quoi elle a servi, semble fini. A mesure qu'il pénètre plus loin dans la compréhension des mécanismes de la nature, les enjeux éthiques se font plus forts et plus clairs, comme le montre bien la multiplication des comités d'éthique et des polémiques suscitées, par exemple, par la génétique, discipline d'autant plus sensible à cet égard qu'elle touche à ce qui fait l'homme.

Que ce soit du côté de l'Eglise ou chez les scientifiques, le nouvel humanisme que je me suis moi-même efforcé de toujours pratiquer, comme médecin et comme chrétien, et que j'appelle de mes vœux, je crois aujourd'hui discerner de plus en plus de signes avant-coureurs de son extension. Le xxe siècle aura été le siècle de tous les tourments. Pourquoi le suivant ne serait-il pas celui de toutes les sagesses ? C'est au xviiie siècle que les philosophes, qui étaient aussi des savants, ont donné aux peuples encore opprimés des raisons de se battre et d'espérer : osez savoir, cessez d'être des enfants soumis parce qu'ignorants, et vous deviendrez des adultes, des êtres libres.

Peut-être aura-t-il fallu deux siècles pour que l'homme sorte de sa minorité.

L'avenir d'une idée : la France dans l'Europe

J'ai été élevé dans une atmosphère où régnait encore le patriotisme d'autrefois. Notre horizon culturel comme scientifique était alors surtout et d'abord français. Face au nazisme, à la Collaboration, c'est d'abord en Français que j'ai réagi. Les combats auxquels j'avais d'abord, comme médecin militaire, participé avaient été trop courts. Il y avait eu trop de morts pour trop peu. Céder aurait été indigne. Contrairement à beaucoup de gens proches de moi par leur milieu, leur éducation, je n'ai jamais été influencé par « l'esprit des années trente », par le pacifisme dominant d'alors, généreux parfois, mais le plus souvent irréaliste, et surtout défaitiste. La France, victime de ses doutes et de ses haines internes, avait cédé à l'Allemagne, c'était vrai, et cette idée aurait pu me conduire à rejoindre Vichy, mais j'en tirai alors une conséquence opposée à tout compromis : il fallait se battre. L'idée de la France, dans laquelle j'avais été élevé, excluait toute attitude frileuse, secrètement ou ouvertement haineuse à l'égard des « mauvais Français » sur lesquels je n'avais aucune revanche à prendre, mais servile à l'Allemagne.

Ensuite, j'ai connu la crise algérienne. J'ai vu de Gaulle, fort de son aura de sauveur, de libérateur de la « France éternelle » à laquelle je croyais, jouant de son image, entretenue par son lyrisme, de Grand Homme, progressivement accepter l'idée de la décolonisation et l'imposer à une nation divisée, désorientée.

J'ai vu ensuite mon pays s'ouvrir aux influences les plus diverses. Elevé dans une France encore refermée sur elle-même, et qui s'illusionnait sur sa grandeur, je l'ai vue progressivement, à mesure que je vieillissais, affronter la réalité de son statut de puissance secondaire. J'ai vu notre cadre de vie se modifier, avec la généralisation des échanges internationaux. J'ai vu notre population se transformer, avec l'arrivée de plus en plus importante d'immigrés dont la reconstruction, puis l'explosion économique, rendaient le travail nécessaire.

Est-ce à dire que nous ne soyons plus guère que comme les autres ? Que peut-on espérer de la France de demain ? Qu'elle ne soit plus qu'une « région » parmi d'autres, banalisée, d'un monde devenu partout semblable ? Que ses particularités ne soient plus que particularismes dégénérés en folklore et en « couleur locale » ?

Je crois au contraire que la grandeur française, pour laquelle j'avoue ma nostalgie, peut néanmoins perdurer. Après tout, ne peut-on être nostalgique de ce qui n'est plus, sans détester ce qui est désormais ? La dernière guerre a sonné le glas de notre puissance militaire et miné l'empire colonial qui entretenait la fiction illusoire de notre grandeur. Mais aujourd'hui, si la France n'a plus qu'un poids mondial réduit, à la mesure de sa puissance économique réelle, du moins l'idée de la France conserve-t-elle de sa grandeur à mes yeux. Par son exemplarité. Artifice rhétorique ? Illusion subjective ? Je ne le crois pas. D'autant que l'affirmation de l'unité européenne, si elle peut apparaître comme une menace de plus pour notre identité, autorise toutes les espérances. Elle peut être notre nouvelle chance.

On dit souvent que l'Europe unie, aux frontières démantelées, deviendrait fatalement un immense marché sous la coupe allemande. On comprend que la vieille question de l'hégémonie en Europe resurgisse aujourd'hui, en termes économiques plus que diplomatiques. Mais outre que le protectionnisme n'a jamais été qu'une solution de transition bien dangereuse et bien illusoire, est-ce si sûr ? La puissance allemande n'a pas besoin de l'Europe. C'est au contraire le développement des pays les plus pauvres, ceux du Sud, qui passe par l'Europe. Quel peut alors être le rôle de la France ? Celui, bien sûr, qui est déjà le sien, celui de moteur de l'Idée européenne, celui de point de contact et d'équilibre entre le Nord et le Sud. Notre géographie nous dispose à cette politique. Etre l'animatrice d'une Europe unie et équilibrée, après en avoir été l'inspiratrice, voilà ce que j'espère pour la France de demain. C'est ainsi, mais sans visée hégémonique, qu'elle pourra éviter de se banaliser et de sombrer. Au-delà des nuances et des problèmes, il me semble d'ailleurs que c'est vers quoi tendent trente ans et plus de politique européenne en France même. Et si l'avenir de la France passe par l'Europe, à l'inverse, les symboles universels que représente notre pays peuvent servir à rassembler, à fédérer les nations européennes, par-delà leurs particularismes.

J'ai parlé de ce qui, de plus en plus aujourd'hui, est signe des progrès de la liberté et du respect des Droits de l'homme et de l'altérité. Les grands mythes messianiques, religieux ou politiques, ont fait leur temps. La barbarie, produit régressif des Temps Modernes, a montré qu'elle n'était jamais pour toujours la plus forte. Le plus fort n'est jamais assez fort pour rester toujours le maître, formule rousseauiste qui plus que toute autre me paraît s'appliquer à notre siècle finissant. Cette victoire de la liberté, prélude à un nouvel optimisme, plus que jamais aujourd'hui, l'Europe peut en être le modèle. Cette petite péninsule, qui a su dans le passé accumuler tant de richesses et de savoirs, a su également éviter l'autodestruction qui la menaçait. La démocratie et la paix sont parvenues à s'instaurer entre des nations d'abord d'autant plus rivales qu'elles étaient plus fortes et plus proches. Les aberrations coloniales, l'horreur nazie et la duperie communiste de l'Etat totalitaire, inventions occidentales en germe dans la Révolution française, nous ont fait douter de l'Europe, douter de nous-mêmes et de nos valeurs. Ne peut-on aujourd'hui croire et espérer en une autre Europe que celle des nationalismes et des fascismes, que celle des crises et des guerres, en une Europe qui donne l'exemple ?

La foi en Dieu,
l'esperance en l'homme

L' âge et les séquelles de mon accident cardiaque et de mon coma d'il y a quatorze ans me laissent aujourd'hui diminué. Le service et l'écoute des autres, le goût d'agir comme de comprendre, qui ont habité toute ma vie, font place aujourd'hui à une réflexion plus distante, plus globale, que rend possible le repos.

C'est pourquoi je tenais à ce livre. Une vie bien remplie vaut par elle-même, mais elle peut aussi s'offrir comme matière à réflexion. Non point que je prétende donner des leçons, ou exposer une quelconque sagesse que l'âge, soyons lucides, ne légitime jamais. Simplement, je n'ai jamais craint de donner mon avis, tout en sachant que ce n'était après tout que cela. Qu'il soit mien ne lui conférait, à mes yeux, aucun privilège, aucune autorité, mais m'imposait bien plus sûrement de ne pas me taire.

Ces pages m'ont permis de faire le bilan de ce que fut ma vie, et de donner l'idée des orientations qui l'ont inspirée. Pourquoi ai-je voulu devenir médecin ? Parce que je n'ai jamais supporté de voir souffrir et de souffrir moi-même. Parce que ma foi me commandait de me battre. La prière ne suffit pas, la foi elle-même ne suffit pas sans les œuvres, sans la part que l'homme peut prendre à son propre salut terrestre. Pourquoi ai-je fait de la recherche ? Parce que mes maîtres ont su m'en donner le goût. Parce que l'état de la médecine me le commandait, en un temps où il y avait beaucoup à faire. Pourquoi me suis-je engagé dans la résistance ? Parce que cela me paraissait l'expression la plus adéquate, à mon époque, de ma vocation même. Il s'agissait de combattre une autre maladie, la barbarie nazie, qui n'était plus seulement un mal qui assaillait l'homme, mais, intolérable idée qu'il fallait conjurer à tout prix, l'expression maximale du mal né de l'homme même. Pourquoi me suis-je plus tard engagé parfois contre l'Eglise ? Parce que je ne supportais pas de voir confisquée ma foi chrétienne par ce que l'Eglise recélait encore d'éléments conservateurs. Je crois en Dieu. Je ne crois pas à l'Eglise. Je crois, mais je n'idolâtre pas. Et je refuse que ma foi serve d'alibi au passéisme, au rejet craintif de l'altérité.

Un médecin est amené à être le témoin souvent, et parfois l'acteur, de beaucoup de drames privés. La plupart du temps ce sont le reflet de l'épaisseur humaine des êtres. C'est sans doute cette expérience qui m'a gardé de devenir un professionnel de la politique. Le politique sert l'homme, l'humanité, la société, une classe parfois — il faudrait des majuscules à ces concepts. Bien vite, c'est sa volonté de puissance qui en vient à le dominer. Le médecin, lui, plus encore que le savant, sert des hommes, des êtres, dans leur irréductible singularité, et non des causes qui lui serviraient en retour.

A mesure des drames et des bonheurs que j'ai vu, et de quelques-uns que j'ai vécu, des êtres se sont révélés à moi. J'en ai aimé et détesté certains. J'ai été fasciné par la grandeur de certains hommes publics, j'ai été ému par ce qu'ils me donnaient à voir de leur être privé. Mais surtout, habitué aux corps souffrants, le médecin s'émerveille souvent des qualités qu'il perçoit chez ceux qu'il cherche à aider. Le monde n'en est pas toujours l'exact reflet pourtant, et si on peut regretter la tristesse angoissante de l'hôpital, on peut plus encore déplorer les horreurs du fanatisme, du sectarisme, de l'exclusivisme.

Je crois pourtant que rien n'est perdu. Lorsque, médecin, on a été ému par le retour à la vie d'un patient qu'on a guéri et qui a trouvé en lui le courage de surmonter son mal pour revenir à une existence normale, lorque soi-même on a vécu cette expérience, peut-on désespérer ?

Sans doute est-ce ainsi l'expression même de ma foi en Dieu que d'espérer malgré tout en l'homme. Cette foi en Dieu, cette espérance en l'homme, je les place également en l'Eglise, à propos de laquelle le Père Riquet écrivait :

« L'erreur est de croire que l'Eglise a vécu son âge d'or dans le passé. Elle a toujours été en genèse, et la pénétration de son message dans la vie des populations a toujours été imparfaite... Il s'agit aujourd'hui comme hier de faire pénétrer le levain de l'Evangile dans une masse pesante, voire réfractaire. »

Puisse ce livre y contribuer !

Je relis aujourd'hui mon journal de la campagne de France, écrit en 1939-1940. Drôle de guerre en effet, faite d'allées et venues, de mouvements confus et hâtifs, de précipitation et d'attente, d'actes de courage isolés et inutiles, d'inorganisation et d'excès de confiance mêlés à trop de peur cachée.

Dans sa brusquerie, sa sécheresse, il dit mieux ce que fut cette année de guerre, trop longue et trop courte à la fois.

Paris, août 1989.

JOURNAL D'UNE DRÔLE
DE GUERRE

(1939-1940)

26 août 1939. J'apprends dans l'autobus que mon fascicule de mobilisation est appelé. Les gens pensent que c'est la guerre, mais ils sont calmes. Je cours avenue des Gobelins chez mes parents, je mets mon uniforme et me rends à la caserne Mortier. Au milieu d'une foule innombrable, je suis finalement dirigé vers un bureau où une trentaine d'officiers écoutent un lieutenant d'intendance qui parle avec volubilité de prendre la Bidassoa. Renseignement pris, il s'agissait simplement d'une école à réquisitionner. Au centre d'inscription, des sous-officiers flegmatiques m'apprennent que je suis le premier arrivé de mon groupement. Je décide de revenir le lendemain.

27 août. Je reviens au petit matin, à la caserne Mortier et je trouve quelques hommes (Goyet, Camille, Martial). Pagaille complète. Les gens ne savent pas où est leur unité. Les officiers d'active semblent débordés et injurient leurs pairs devant les hommes. Les officiers de réserve commencent à affluer. Beaucoup sont fringants, dans des uniformes superbes, dont ils sont très fiers. Beaucoup ont accroché sur leur tunique de ridicules décorations : médaille des épidémies, mérite

civique. Les hommes semblent mornes, ils espèrent tous qu'il n'y aura pas la guerre. Ils sont persuadés que les événements tourneront court, comme en septembre 1938. Je vois venir vers moi, et se présenter, un dentiste-lieutenant voûté, noir, le visage sillonné de tics : c'est Grossmann. Il ne s'inquiète que d'une chose, savoir si je connais le médecin-chef. Pas un mot pour les hommes. Il m'annonce qu'il est colitique. Quelques minutes après, vient vers moi un petit homme cambré, rouge de peau, pétillant, qui se présente en claquant les talons et en disant ses respects : « None ». Il cherche partout le capitaine Harter. Il ignorait complètement, bien qu'il fût d'active, que le médecin chef était parti depuis deux jours pour Sainte-Menehould avec l'échelon d'active. La journée se passe, morne. Je vois arriver Guillaumat. Correction parfaite, l'air triste. Il lit *Le Monde médical,* le *Concours médical* avec l'attention la plus soutenue, puis jette délibérément les journaux dans le caniveau, avec un air de devoir accompli. Nous aidons None à faire le cantonnement des hommes. Nous vîmes arriver successivement dans les jours suivants, Desbordes en gendarme, très important, les mains dans le ceinturon réclamant : « Dix hommes avec moi pour porter ma cantine. » Puis Bourgoin en dandy, Avenier très sûr de lui, Gaston, oto-rhino particulièrement éteint et ennuyé. Puis apparut bientôt Van Den, brillants aux doigts, très compassé, très maître de cérémonie. Présentation impeccable, mais grande condescendance. Guillaumat le jugea immédiatement. Nous dûmes d'ailleurs, Guillaumat et moi, nous occuper entièrement de l'inventaire et du chargement du matériel sanitaire sur des camions. On nous adjoignit bientôt des auxiliaires, Agier, l'air léger, Durnerin, l'air d'un tout-fou, tous deux médecins auxiliaires, Blonde, très gentil, un peu commercial, l'énorme Sudre, au visage raviné, noyé dans la graisse, suant la peur par tous ses pores. « Croyez-vous, Monsieur, que nous allons avoir la guerre ? », me demande-t-il avant d'aller s'asseoir sur un banc pour pleurer en public avec un simple soldat de ses amis.

Ces journées d'attente furent odieuses. Deux fois par jour, on nous annonçait le départ, le matin à cinq heures, puis le soir à minuit. Je me donnais l'impression d'un Tartarin, faisant chaque fois des adieux émouvants de grand guerrier.

Nous prîmes le départ le vendredi soir 1er septembre avec notre effectif complet. Les hommes, tous sympathiques, facilement disciplinables. Nous partîmes à minuit, après force coups de sifflet, et une collision entre une voiture oubliée par la 149e compagnie auto, qui contenait toutes ses munitions, et un bec de gaz signalant un refuge. La voiture était pilotée par un garçon qui n'avait pas son permis de conduire. La plupart des conducteurs, d'ailleurs, étaient loin d'avoir la maîtrise de leur voiture. Presque toutes les voitures sanitaires firent des centaines de kilomètres sans que les chauffeurs ni leurs chefs ne s'aperçoivent qu'elles avaient quatre vitesses.

Après une nuit morne, tous feux éteints, croisant d'autres convois, nous arrivons à Meaux. Il fait froid. Desbordes réveille tout le monde pour demander conseil. Il voudrait aller coucher au séminaire et surtout désirerait qu'on l'aidât à retrouver sa cravate perdue dans le car. Robert, sous-lieutenant d'intendance, commence à se révéler. Il était passé bien inaperçu à Paris, malgré une autoprésentation : « Jacques Robert Roger, journaliste fonctionnaire aux Finances. » A six heures, je descends vers la cathédrale après m'être rasé. Je communie, puis je déjeune dans un café. Je commence à m'apercevoir que les hommes sont prêts à aimer leurs supérieurs.

Départ-déjeuner à Dormans. Durnerin est nommé popotier. Il refuse et remet tout l'argent à Sudre, d'office. Guillaumat et moi prenons la marche du convoi.

Van Den : « Un c... à baldaquin ». Grossmann ne dit rien ; Durnerin, ravi, boit tout le temps de l'eau pure qu'il tire d'une gourde et dont il m'envoie depuis le départ, très consciencieusement, la première giclée au visage lorsqu'il veut porter l'orifice à sa bouche, avec ses gestes saccadés.

A dix-sept heures, nous arrivons à l'entrée de Reims. Nous voyons passer une escadrille anglaise. Nous entendons un discours de Daladier qui ne laisse guère d'espoir. Nous avons terriblement soif. Van Den, officier du train, s'aperçoit qu'il n'a plus ni huile ni essence : nous perdons quatre heures. Nous arrivons à Betthinville pour la nuit. Nous avons beaucoup de mal à faire cantonner les hommes. Nous prenons un frugal repas dans une auberge. Gaston, fils d'artilleur, croit entendre le canon : c'était l'aubergiste qui faisait les lits. Nous couchons à trois par chambre : Guillaumat, Bourgoin et moi. Il fait une chaleur étouffante.

Nous repartons dès le lendemain matin. Nous arrivons à une intersection de routes, où nous sommes arrêtés par une régulatrice du train qui nous attendait depuis quarante-huit heures. Van Den s'explique comme il peut, mais mal, comme d'habitude. Il veut reprendre la tête du convoi. On nous dirige en effet sur l'échelon 1, cantonné aux Grandes Armoises. Van Den se trompe et nous embourbe dans un chemin creux. J'arrive à rejoindre le capitaine Harter, médecin-chef de notre GSD. Il est à table avec Frajman. J'explique au capitaine, d'emblée, ce que valent les différents membres du GSD. Guillaumat ne tarde pas à nous rejoindre. Nous déjeunons tous ensemble dans une maison face à la petite chapelle du village que le gros Sudre rêve de peindre. Il nous fait des déclarations sur sa mélomanie et sur sa religion : il est bouddhiste. Sans doute fut-il attiré par la mystique statique. Je suis logé chez M. Emile Moineau au bout du village. Je fais la connaissance du maire, boulanger. Je suis appelé en consultation, dès le surlendemain, par une femme qui aurait un « cancer des os », et qui a été traitée par la radiothérapie à Charleville. Il s'agit tout simplement d'une syphilis ostéo-gommeuse.

Nous passons nos journées, Guillaumat et moi, à apprendre le maniement du matériel dont nous pouvons avoir à nous servir : en particulier des appareils de douches. Nous faisons l'inventaire de tout ce que nous avons et nous essayons de le placer sur les différents camions que nous numérotons. Pendant ce temps, Van Den ne fait rien. Le capitaine paraît très occupé, en ces heures mystérieuses de préguerre. Nous le croyons en rapport avec le QG, en train de dresser des plans pour l'évacuation des blessés éventuels. Nous devions apprendre, ultérieurement, qu'il n'en était rien. Il devait recommencer les lettres qu'il écrivait à sa femme et les rapports qu'il devait destiner aux hommes, dont ils n'eurent jamais connaissance. Nous eûmes la visite du colonel Arlabosse qui rassembla les hommes et leur parla de façon parfaite. Il plut, malgré son aspect sénile. Nous vîmes également Mgr Audrain, très onctueux, et l'abbé Dubois, très épiscopal ; ils furent mal reçus par le capitaine qui ne nous avait d'ailleurs pas caché ses sentiments anticléricaux.

Visite de Laurence, sous-lieutenant du train, très bluffeur, très élégant, éperons aux bottes de cuir de Russie, et à moto. Je vois Richard, ancien scout de France, sous-officier du train, qui me paraît toujours aussi brillant.

Nous traînons, sachant que la guerre est déclarée, sans savoir ce que l'on va faire de nous. Avenier nous a quittés, depuis le 3 septembre, pour aller au QG. Le 7 septembre 1940, nous recevons enfin un ordre de mouvement. Nous espérons monter au front. Nous arrivons le lendemain matin à six heures dix à Affleville. Je suis logé, avec Gaston, chez M. Amus, qui est absent. Nous passons la matinée à revoir notre matériel, et nous apprenons, Guillaumat et moi, à monter les tentes dans un pré. Le soir, au moment de nous coucher, nous recevons un ordre de départ. M. Amus nous demande nos adresses pour pouvoir nous écrire après la guerre et savoir ainsi ce que nous sommes devenus. L'ordre est arrivé à vingt et une heures trente. Le capitaine et Van Den ne sont prêts qu'à deux heures du matin.

Nous arrivons à Failly à six heures quinze, après avoir perdu deux de nos hommes, dont Omnès, mon ordonnance, que nous retrouvons à midi. Ils ont fait une dizaine de kilomètres à pied pour nous rejoindre. Je communie. Curé sale et barbu, dont la gouvernante a la croix de guerre de 14-18 ; il a transformé la salle paroissiale en poulailler. La messe a lieu à onze heures.

Tous les hommes y assistent, à quelques exceptions près... Tous les officiers s'y trouvent, sauf le capitaine, deux israélites et Sudre, partis faire des courses à Metz. Dans l'après-midi, je vais me promener avec Guillaumat et nous nous asseyons près du pont du chemin de fer. Le lendemain matin, je vais à Metz, je visite la cathédrale, je vais à la gare, je me commande une culotte de cheval. Nous revenons à une heure. Il y a eu un ordre de départ pour Monneren. La division monte en ligne ! Nous arrivons à dix-sept heures. La première impression est épouvantable : le 12 septembre, je vois pour la première fois des maisons abandonnées et déjà pillées. Sensation pénible, de ces vêtements d'enfants qui traînent à terre. Impression bouffonne des porcs qui errent dans les maisons et passent le nez aux fenêtres. Nous essayons de les réunir avec l'intention de les donner, ainsi que les vaches, les poules, les lapins, à l'intendance. Celle-ci devait tout nous refuser ! Ce n'est pas réglementaire ! Robert devait avoir ultérieurement les pires ennuis, car, pour que ces bêtes ne soient pas perdues, il a nourri nos hommes de ces porcs et vaches pendant deux mois, sans prendre de viande à l'intendance... L'impression générale est triste. Le pillage a sévi partout. Les régiments régionaux passent la tête basse. Tout est abîmé. Sans un obus ? Par des Français ? Nous pensons passer enfin à l'action. Guillaumat et moi installons un magnifique PS dans un café. Le capitaine est invisible. Il ne reparaît que pour demander l'arrestation de ses hommes qu'il n'a pas reconnus, car certains se sont mis en civil pour effectuer les besognes les plus variées, sans avoir à abîmer leur seule tenue militaire. Tout s'arrange vite et bien. Le capitaine devait par la suite rabrouer Plougouln pour une affaire de régionalisme « alcoolique et breton ». Blonde devait se révéler terriblement égoïste : « Pas de vin aux hommes, mais du vin pour nous ! » Nous voyons quelques blessés de la route... mais pas un seul vrai blessé au combat.

Le 14 septembre, j'entends pour la première fois le bruit des départs d'obus et leur souffle dans l'air. Nous voyons s'élever des nuages de fumée, et brûler au loin des fermes. La guerre ne semble pas très engagée. Un aspirant français et un officier allemand se sont rencontrés sur la frontière : ils se sont salués, puis ont continué leur promenade, à cheval.

Le 15 septembre, le canon tonne de plus en plus. Nous voyons monter en ligne le 15e Régiment de tirailleurs nord-africains.

L'impression est pénible. Ils ne sont pas très disciplinés. Les officiers semblent les laisser faire. Ils pillent beaucoup, malgré le service d'ordre que nous avons organisé avec les infirmiers. J'entends pour la première fois la mitrailleuse tirer à balles.

Le 16 septembre 1939, Harter et Gaston vont au PSR. Il n'y a absolument aucun baroud. Les hommes sont calmes. Le seul tué de cette première partie de guerre sera un homme de l'escadron Weygand, qui ne s'est pas baissé à temps, au cours d'une reconnaissance.

Les gens commencent à s'étonner et à s'impatienter. « C'est comme ça que nous faisons la guerre ? » Nous tentons d'expliquer que les effectifs ne sont pas au complet. Les munitions ne sont pas arrivées...

17 septembre. Nous apprenons l'invasion russe en Pologne. Elle ne nous étonne pas, mais stupéfie les hommes, qui sont furieux. Je lis avec joie du Pascal, mais je ne peux trouver de plaisir à la lecture de Baudelaire. Les chars montent !

18 septembre. Je reçois l'ordre de conduire à Ébange, près de Thionville, un convoi de neuf voitures, des ambulances, avec cinquante hommes. Voyage de nuit : un camion en panne, une Delahaye dans le fossé ! Nous nous arrêtons à trois heures moins le quart. Réveil à sept heures moins le quart. J'installe le cantonnement. Je reçois l'ordre de rejoindre Terville. Le 19 septembre, nous arrivons. On parle d'une alliance russo-japonaise. J'ai peur que la guerre ne soit perdue. Déjà ! Je devais être fatigué, car un peu plus tôt j'écrivais : « Nous renouvellerons le fameux "no pasaran" des républicains espagnols. » Je relis du Pascal.

A Terville. Visite du général Petiet commandant notre division. Excellente impression. Visite des ouvrières de Longwy : impression très pénible d'une servitude de l'homme à la machine. Discours démoralisant de Daladier. A l'encontre de mes camarades, de mes conférenciers, de mes collègues juifs.

21 septembre. Nous ne faisons rien. J'ai évacué Rouet pour bronchite et Moré pour RAA. Je suis logé, à Terville, chez M. et Mme Harter, au 45 rue Haute. Ce sont des gens charmants. Chambre moderne. Enfin un lit convenable à ma taille ! Nous repartons, sans avoir rien fait, le 26 septembre 1939. J'en ai profité pour visiter Thionville. Rien de bien, mais une ville sympathique.

Nous arrivons à Trieux, le 27, à deux heures du matin. Je suis logé chez le curé. J'ai la chambre de l'évêque. Nous ne faisons rien. Je me promène longuement avec Guillaumat. Nous allons aux sources ferrugineuses en passant par une forêt magnifique. Le 27, nous nous disputons avec le curé qui ne peut pas mettre Dieu partout. J'avais auparavant fait un collutoire à la gouvernante. Au cours d'un repas, Desbordes prend délibérément trois tranches de viande quand il n'y a que juste le compte. Une remarque entraîne de sa part une réaction brutale qui m'est destinée. Le capitaine est de plus en plus faible, atone. Il n'hésite pas à dire du mal de certains lieutenants aux auxiliaires, il ment au colonel et au curé. La nuit d'arrivée à Trieux, Sudre s'était révélé. Il avait dormi avec son petit sac rond sur les genoux et son casque sur la tête dès le départ du car. Nous sommes ici pour la première fois avec le train et la justice militaire. Le 28, nous prenons nos repas dans un restaurant en planches tenu par des Polonais. Nous fêtons mes trois mois de mariage.

30 septembre. Je vois Pierre Bragadir, mon cousin, officier aviateur à la division, qui me rend visite plutôt que d'assister à une conférence Z au QG. On commence à gaspiller l'essence.

9 octobre. Nous avons quitté Trieux le 8, à six heures trente. Je suis installé à Baslieux, chez M. Lallemand, adjoint au maire. Nous passons des jours calmes. Je reçois enfin des livres. Je vais pouvoir travailler et me distraire... Nous visitons un fortin de la ligne Maginot à Fermont. L'impression est excellente. Tout semble prévu !... Mais les officiers du GSD ne sont pas en progrès. Le capitaine, qui avait exigé le départ de la femme de Thurninger, simple soldat, autorise Grossmann à faire venir son épouse, qui vient le chercher au château de Trieux dans une superbe voiture américaine. Scandale. Bourgoin se fait servir le petit déjeuner au lit. Agier odieux. Desbordes de plus en plus égoïste. Frajman commence à s'arracher les croûtes de son sycosis. Il est infect. Le capitaine accepte une invitation de Grossmann à Verdun ! Il le fait conduire en consultation à Metz ! Bourgoin et Grossmann réclament un maître d'hôtel !

16 octobre. Alerte sur le Luxembourg. On oublie simplement de nous réveiller, Guillaumat et moi. Les autres sont sur le « pied de guerre » depuis cinq heures. Je me réveille à huit heures, ainsi qu'Omnès que j'avais fait loger dans une chambre voisine de la mienne. Nous nous levons en vitesse et nous nous retrouvons devant le café de la place de l'Eglise. Desbordes et Sudre sont affalés sur des chaises. Frajman se sent très mal. Il demande à être évacué pour son sycosis qui l'empêche de porter le masque à gaz. Le capitaine et le colonel acceptent. Le capitaine parlera longtemps de ce « brave Frajman », auquel il fera suivre son courrier.

Durnerin, Agier et moi sommes convoqués chez le capitaine par le colonel. Il nous faut créer des PS avancés. Je suis chargé de celui de Villerupt. Nous croyons tous le Luxembourg envahi. Un motocycliste arrive très vite du QG. Il apporte simplement – alors que tout le monde pense à un ordre de marche – une autorisation de régularisation de vie maritale pour un de nos hommes. Incohérence militaire !

L'après-midi, je vais reconnaître mes points de PS. A Tiercelet, je vois le capitaine Nicole, qui flirte avec une femme, et me fait attendre au moins un quart d'heure, alors qu'il sait que je remplis une mission urgente. A Thil, je vois des médecins, commandants d'active, tout à fait ridicules (24e RI et GSD de la 10e DI). Par contre, dans les postes avancés, j'ai une excellente impression : Audun-le-Tiche, Villerupt, Redange. Le capitaine Bonnet, le commandant La Bouchère, qui devait être tué par un éclat d'obus.

A Baslieux, je soigne quelques beaux malades (entéro-colite hémorragique, tuberculose cavitaire). Je m'occupe comme je peux. Le capitaine arrive en retard à chaque repas, car il apprend à taper à la machine. Pendant ce temps, les artilleurs font les marches et contremarches, ou convoient vers Sierck des chars 1915 ! L'un d'eux tombe dans un fossé devant nous et est relevé avec peine. On gaspille de plus en plus l'essence. Van Den est de plus en plus incapable. Je passe mes journées en promenades avec Guillaumat : visites d'incorporations, vaccinations. Je vois d'autres beaux malades : pieds bots, gale, impétigo, une belle hypertension artérielle. Nous quittons Baslieux, le 1er novembre, pour ce cher Boismont que nous avions déjà visité avec Guillaumat. Nous ne pensions pas y venir, et surtout, y rester si longtemps. C'est un des meilleurs souvenirs de cette période.

1er novembre. Je suis logé chez Mme Bristiel, dans une chambre basse mais grande, avec deux fenêtres donnant sur la vallée. De là, j'entends les enfants jouer et souvent on appelle « Jacqueline ». Ma logeuse est charmante. Elle a longtemps vécu en Sarre. Elle a recueilli l'une de ses petites-filles, Mariette, abandonnée par sa mère qui a eu huit autres enfants qu'elle garde parce qu'ils sont d'un second lit. Nous passons nos journées en lectures, vaccinations, incorporations, promenades. Le temps est plus clément. Beau froid sec. La vallée est magnifique. Le capitaine Villiers réclame une visite médicale faite, chaque jour, par un lieutenant. Je suis désigné parce que je suis le plus jeune. Le capitaine Harter présente Villiers sous le jour le plus sombre. En réalité, je me trouve devant un homme charmant, le premier officier bien élevé en dehors de Guillaumat. J'aperçois de temps en temps Pierre Dreyfus et Poniatowski. Je retrouve Barjou. Je commence à me lier d'amitié avec eux quatre, et j'entraîne Guillaumat auprès d'eux. Il est question de permissions. Mais le 8 novembre, le capitaine revient du QG et annonce que la date des premiers départs est reculée. Il me scandalise en se permettant des réflexions déplacées sur le départ du colonel, qui part le premier en permission. Il n'y va, comme je l'ai su plus tard, que pour s'occuper de l'éducation de son fils. D'autre part, le capitaine Harter n'a pas songé un instant à offrir son tour à quelqu'un d'autre. Grossmann et Bourgoin, qui viennent de quitter leurs femmes venues à Verdun, deviennent aphasiques et tristes. Agier peste que l'armée française est idiote, parce que sa permission est reculée, alors qu'il vient d'avoir une permission à laquelle il n'avait pas droit.

Je continue à voir des malades civils : une néphrite, avec rétention chlorurée et anurie, qui avait été prise pour un embarras gastrique et que je guéris par régime sans sel, ponction d'hydrothorax, saignée. Il lui reste comme séquelle une simple albuminurie résiduelle. Je soigne aussi une pneumonie du sommet, suivie d'une pleurésie purulente interlobaire à pneumocoque, qui s'améliore, puis guérit, sous l'influence du dagénan. Je vois ensuite une pauvre petite tuberculeuse cavitaire, de nombreuses coqueluches, dont une mourut de méningo-encéphalite coquelucheuse après avoir présenté un épisode anurique, des rhumatismes, des fractures, des bronchites, une vulvite chez une petite fille de quatre ans qui a très bien guéri sous l'influence du dagénon. Les journées s'écoulent lentement. Je travaille autant que je le peux et je m'instruis tout de même un peu. Guillaumat et moi faisons les incorporations de Mainbottel et de Han-devant-Pierrepont. Nous voyons des asystolies, des fausses couches et des bronchites un peu partout. Je comprends les difficultés considérables auxquelles se heurtent les médecins de campagne.

Depuis Baslieux, nous avons organisé un foyer du soldat, qui marche grâce à Martin arrivé à Trieux et surtout grâce à Le Gallic et Pertron. J'ai créé un cercle d'études, très sympathique, qui marche bien également. Le Père Forestier, dominicain, aumônier divisionnaire, vient me voir régulièrement. Trop sec, pas de cœur, apparemment du moins. Il ne plaît pas aux hommes, qui le trouvent « trop raide ».

Nous passons des journées horriblement froides. Par percussion, j'ai découvert le trou d'une cheminée que ma logeuse ignorait, bien qu'elle habitât la maison depuis trente-six ans ! Elle m'installe un poêle à bois et me fait du feu le soir. Nous passons tout de même des jours heureux. Les fêtes sont moins gaies. Les réveillons ne sont pas très drôles. Je me suis entendu depuis quelques semaines avec le curé de Pierrepont, un type épatant, qui vient nous passer chaque semaine des films. La nuit de Noël se passe bien, et nous avons enfumé l'église au lieu de la réchauffer. Nous organisons, tant bien que mal, messes et chorale.

Je pars avec joie pour Paris, avec Pierre Dreyfus, le 18 janvier au soir, après avoir vu retarder ma permission de quatre jours, pour une nouvelle alerte sur le Luxembourg. Je prends un taxi et j'arrive avec Dreyfus rue Rabelais, je retrouve, quelle joie infinie, ma petite Jacqueline. Nous passons des jours magnifiques. Je repars, triste, le 31 au soir. Je sais, par Guillaumat, que notre QSD a fait mouvement. Il est arrivé à Gincrey le 19, et à Fresnes-en-Woëvre le 21. Mon train m'amène à cinq heures du matin à Verdun. La voiture doit venir me chercher, mais il fait un tel verglas qu'elle n'a pu démarrer : je passe toute la matinée à l'hôtel de Verdun, qui se trouve en face du monument de la Victoire. J'en profite pour aller communier à la cathédrale, dans la crypte. On vient me chercher dans l'après-midi à Fresnes pendant que nos « élèves infirmiers » passent leur caducée. Ils sont tous reçus. Je suis un peu fatigué et vais me reposer. Je suis logé chez des gens accueillants. Le général Brown de Castoul y fait popote. Nous sommes magnifiquement installés, le bouddhiste et moi : chauffage central, eau chaude. C'est vraiment l'idéal, même si ce n'est pas très guerrier. C'est d'ailleurs plus triste qu'une chambre dans le genre Boismont, car on y cherche en vain l'épouse aimée, et il me vient la tentation, vite réprimée, d'imiter Bourgoin : faire venir ma femme. Je passe là de belles journées froides, ensoleillées par de beaux malades, un bel œdème suraigu du poumon, qui avait été traité comme une broncho-pneumonie et qui guérit sous l'influence du dagénan et de l'ouabaïne précédés de saignées petites, mais répétées. Je vois de magnifiques scarlatines. J'ai la joie de diagnostiquer la première, avant même l'éruption, « une angine qui vomit avec 40 degrés de fièvre ». Ce fut le début d'une belle série de scarlatines, qui guérirent sans l'ombre d'une complication. Je soigne Mlle Klein, arythmique, qui devait ultérieurement magnifiquement supporter l'exode. Je vois des oreillons, des rhino-pharyngites, des ulcères de jambe, une anxieuse, des bronchites. J'ai l'occasion alors de me disputer une première fois avec None, qui se révèle décidément un parfait imbécile et un primaire.

Nous partons le 3 mars pour Morhange, tout petit pays dans la vallée, près d'une magnifique forêt où courent des biches. Nos hommes devaient y passer d'agréables journées et nous aussi. J'y travaille surtout le livre de Bordet. J'attends avec impatience la permission suivante.

Je vois encore quelques malades (tuberculose, salpingite, bronchites, dyspepsies, insuffisance ventriculaire droite). Il fait horriblement froid. Nous nous promenons. Nous allons de temps à autre à Thionville, en passant par Terville. Plus rarement, nous nous rendons à Hayange. Je soigne le colonel Clouët des Pesruches, le capitaine Parent. Et je vais voir de temps à autre l'escadron de réparations (Pierre Dreyfus et Poniatowski).

Le 9 avril, nous quittons Morhange pour Norroy-le-Sec. Il fait un froid terrible. Je suis logé dans une immense maison non chauffée qui appartient à un officier en retraite dont nous admirons les panoplies. Nous sommes en constant état d'alerte. Nous allons avec Guillaumat revisiter Affleville. J'y étais déjà retourné deux fois, une fois avec Hornus, préparateur à l'Institut Pasteur. Il m'a annoncé la mort de sa femme ; cela l'avait obligé à confier ses trois enfants à une gouvernante qu'il ne connaissait même pas. Il devait être tué quelques semaines plus tard sur l'Aisne. Une seconde fois avec Desbordes : il allait faire des analyses d'eau et, très important, attrapa le maire qui lui dit qu'il n'y avait que trois puits, alors qu'il apercevait une quatrième prise. Il était bien évident pourtant qu'il s'agissait d'une pompe à purin ! Nous y voyons des chars 1915 que l'on essaie de remettre en état. Chaque jour, passent devant nous les chenillettes de ravitaillement en munitions.

Le 13 au soir, nous recevons un ordre de mouvement qui ne fut exécuté que le 14 dans l'après-midi. Je vis pendant la matinée, toute une série de rougeoleux, cinq ou six à la file, en pleine période d'invasion. Nous gagnâmes, dans l'après-midi, Aumetz, tandis que Guillaumat se rendait avec un autre échelon à Roussy-le-Village. D'Aumetz, je reçus l'ordre d'avancer jusqu'à Audun-le-Tiche. J'y retrouvai le 3e Régiment d'automitrailleuses et la brigade mécanique. Je suis reçu par le colonel La Feuillade, commandant la brigade. Il me dit qu'il n'y a plus guère de place pour moi.

J'arrive tant bien que mal à loger les hommes dans une boutique inutilisée, et les bureaux dans une maison ouvrière dont tous les meubles ont été enlevés et dont nous forçons la porte. Nous arrivons à loger, Sudre, None et moi, dans la même chambre, chez un mineur. Je vois quelques malades. Nous sommes en contact avec des corps francs bretons dont presque tous les hommes ont déjà la croix de guerre.

Le 2 avril, Guillaumat m'invite à Roussy-le-Village. Nous dînons de façon charmante, Richard est en pleine forme, et scandalise l'abbé Dubois. Casaubon est tout émoustillé. Je rentre tard à Audun-le-Tiche.

Le 22, Guillaumat passe la journée avec moi, laissant le commandement de Roussy-le-Village à Richard. Nous allons sur la colline qui surplombe la vallée-frontière et d'où nous voyons Esch. Tout est calme. Le soir du 23, à six heures, j'accompagne Guillaumat à Longwy. Il part pour Paris, puis Liesse.

Le 24, à midi, Barjou vient me chercher. La permission, qui avait été retardée, m'est enfin accordée. Je déjeune à Mainbottel, avec le capitaine Villiers. De là, Barjou et moi partons pour Mont, où j'échange un certain nombre d'affaires contre ma valise et ma cantine. Nous arrivons à Paris, le soir, à huit heures. Très, très belle permission, à cause de Jacqueline, puis de la naissance de notre fille aînée. J'ai trois jours supplémentaires. Je pars le 9 mai au soir. Jacqueline pleure, elle a mis mon casque, avant le départ. Je la laisse dans son lit. Son père m'accompagne à la gare en voiture. Il fait preuve du plus franc optimisme. Je voyage seul et je retrouve, à Metz, Mougenot. Nous passons toute la fin de la nuit, dans le buffet de la gare, à discuter. Nous entendons vaguement des coups sourds et des bruits de mitrailleuses. Je les prends pour des hallucinations auditives. Le train pour Audun-le-Roman que nous gagnons tous les deux est à cinq heures. Il va lentement. Nous avons le temps d'admirer dans le ciel des avions français et allemands. L'un de ceux-ci s'en va, désemparé. Ce qui provoque des cris de joie de la part de la foule des soldats, des ouvriers, des ménagères. Nous voyons des vitres cassées à toutes les maisons, la gare de Basse-Yutz est anéantie. Nous n'en comprenons pas d'emblée la raison car nous ne sommes pas habitués encore aux bombardements. La DCA tire beaucoup, comme la mitrailleuse. J'entends enfin des coups plus sourds : les torpilles allemandes. J'arrive à Audun-le-Roman, à sept heures. Je trouve Sudre, pâle et défait. La

Hollande et la Belgique sont envahies. Il faut que je me presse pour gagner Roussy-le-Village, avec un échelon léger.

Je fais une rapide toilette chez mon épicière italienne, tandis que les Allemands tentent, en vain, de détruire la ligne de chemin de fer voisine. Je pars presque aussitôt à Roussy, après avoir pris un sommaire petit déjeuner. J'emmène en particulier Omnès, Poisson, Magourou, Desroyes. Je dois retrouver là-bas Houdart qui a remplacé Guillaumat comme ophtalmologiste.

Je passe par Thionville, très calme, je passe par Hettange-Grande. Je traverse la ligne Maginot. Nous arrivons à Roussy-le-Village à treize heures. Les militaires sont en pleine effervescence. Les officiers ne mangent plus ! Je fais camoufler mes voitures, et je vais me présenter au général Maillard, commandant la brigade à cheval. Je me heurte à son officier d'EM, le capitaine Nicole. « Le général ne peut vous recevoir, dit-il, il a encore deux ou trois points de stratégie à régler. » Je suis respectueux et admiratif. Je me fais immédiatement « engueuler » par ce même capitaine parce que mes voitures sont au milieu de la route. Je les avais heureusement camouflées. Les voitures qui étaient apparentes étaient, en réalité, celles de la brigade. Mon respectueux émoi se change en douce ironie et j'entre délibérément chez le général. Je trouve un vieillard, avec la tête d'un bon ours en peluche, affalé sur sa table, l'air éteint. Il est content de me voir, ce qui est gentil. Mais il ne me donne aucune consigne. Je me débrouille donc seul. Je détruis la belle ordonnance du jardin du presbytère, redessiné par le colonel Jacottet commandant les dragons, qui en était très fier. Cela provoque beaucoup d'émoi dans le personnel subalterne des dragons. Mais il faut bien que les véhicules sanitaires puissent rentrer. J'organise la cave, je fais creuser une sortie de secours par Poisson, Varault, Magourou, Deshayes. Poisson parle beaucoup. Je vois bientôt mon premier blessé de guerre. Un pauvre gosse de vingt ans, berlinois, aux yeux candides, qui, avec vingt et un de ses camarades, est parti à bicyclette de la frontière allemande pour gagner Roussy-le-Village, dès quatre heures du matin. Ils ont été arrêtés par les groupes de reconnaissance et par nos cavaliers. Lui a été blessé au moment où ils fuyaient. Balle lombo-thoracique. Il a très soif, est confiant. Il me montre la photographie de sa fiancée. Il devait mourir quelques heures plus tard. Nos 75 donnent sans arrêt. Je vois ensuite des blessés français, un tué allemand, un tué français. J'ai le temps d'aller prendre quelques aliments au mess des sous-officiers de l'escadron hors rang du 6ᵉ Dragons, le seul mess qui fonctionne encore. Je vois de nouveaux blessés. Un lieutenant français qui a eu la main arrachée par une grenade... Un autre lieutenant qui a reçu une balle de mitraillette dans le dos, tirée par un soldat allemand auquel il venait de donner à boire. Les évacuations se font bien, dans un ordre parfait. Quelques hommes ont un peu peur. Je ne peux plus rien tirer de Magourou, qui est choqué. Il a été mitraillé dans une rue de Roussy alors qu'il portait sur le dos un matelas destiné à mon lieutenant Bourgoin. Les autres, sauf Cousin, sont à la hauteur. J'ai un petit téléphoniste frontalier qui me sert d'interprète. Les liaisons marchent bien. Il se fait, me dit-on, des hécatombes d'Allemands. Le 75 ne cesse pas. Il est de l'autre côté de la route dans un pré. Ils sont trois ou six, je ne saurais le dire. J'installe mes hommes pour la soirée. Je distribue les tours de garde. Nous nous arrangeons pour les faire dîner. Nous-mêmes allons encore à la popote des sous-officiers. J'y fais la connaissance de Charette, jeune sous-lieutenant de dragons. Je retrouve Perrodon qui fait partie de l'escadron Weygand. Je ne l'ai pas revu depuis le collège. Les officiers viennent les uns après les autres faire le bilan de leurs pertes. Elles sont minimes. Les hommes sont courageux et tuent. La nuit s'écoule relativement calme. Le village n'est pas bombardé. Je vais communier à l'église à la messe de l'abbé Dubois, qui, de ce jour, ne nous quittera plus. Dans la matinée, je vois encore quelques blessés français. J'ai la visite du colonel Arlabosse, qui me demande de prévoir un échelon de repli sur Hettange-Grande. J'y envoie Houdart avec quelques hommes et la moitié du matériel, avec mission d'y établir un PS dans une cave bien située et étayée. Nous commençons à voir affluer les malheureux Luxembourgeois. C'est épouvantable. Les enfants sont enveloppés dans des couvertures sales. Les femmes sont hagardes. Les hommes portent le baluchon. Les plus riches ont une bicyclette. Il ne passe pas de voitures par cette route. Nous avions vu quelques voitures la veille, c'était moins attendrissant. Je n'ai aucune liaison avec la brigade. Les troupes se replient et je n'en ai pas été prévenu. J'ai pourtant pris la précaution de laisser Girardeau comme planton. J'y vais pour m'étonner. J'aperçois le général Petiet qui quitte le général Maillard. Un officier m'annonce que le corps d'armée colonial a été enfoncé sur la droite, du côté de Sierck, et que, de ce fait, nous risquons d'être encerclés si nous ne nous replions pas. Je fais commencer le ramassage de mon matériel. Les chauffeurs sont à leur poste. J'attends des ordres. Je ne vois plus de blessés. Ils commencent à gagner Hettange-Grande où Houdart s'est installé. Vers cinq heures de l'après-midi, Girardeau m'annonce que la voiture du général est avancée. Il va partir. Je me renseigne. Nous devrions déjà être partis. On a oublié de nous prévenir ! Je fais partir mes voitures, une par une, pour éviter l'embouteillage ; je monte prévenir le capitaine Cossé et les groupes francs. Le capitaine Marty est déjà prévenu.

Je prends la route qui doit me conduire vers Zoufttgen. Les camions des GR sont déjà là et les hommes sur le bord de la route attendent, postés auprès de leurs armes automatiques, la descente des éléments adverses qui doivent venir dans quelques minutes. Les camions sont énormes. Je m'arrête pour prévenir le médecin, alsacien ou lorrain, qui est avec eux, puis je repars. Il m'est impossible de doubler leurs camions. Il m'est impossible de faire demi-tour. Le chemin est trop étroit. Grâce aux acrobaties de Lagarde nous finissons par passer, et nous gagnons, non sans peine, Zoufttgen. Je trouve le capitaine Cossé en pleine forme. Il a assisté aux combats récents du haut du presbytère et est étonné de l'adresse et de la rapidité manœuvrières des Allemands. Il m'explique qu'ils sont en bras de chemise, et n'ont qu'une boîte de pâté, une mitraillette et des grenades. Alors que nos malheureux hussards ont leurs capotes, une couverture et un mousqueton. Le courage de nos cavaliers est au-dessus de tout éloge. Je vois le colonel des hussards, je laisse à Cossé le sanitaire que je lui avais envoyé, jusqu'au décrochage théorique, et je regagne Roussy-le-Village. Je constate avec stupéfaction, en repassant, que les éléments du GR n'ont pas encore repris le contact avec l'ennemi. J'apprends qu'Aumetz est bombardé par l'artillerie allemande.

A Roussy, il reste peu d'éléments, quelques Français, des dragons, s'apprêtent à faire sauter les carrefours. Il y a une maison à l'entrée du village qui porte encore un drapeau français. Je rejoins Hettange-Grande. Je sais que le général Maillard est très pessimiste : il craint déjà alors la défaite à Sierck. Les troupes ont dû reculer devant un ennemi très supérieur.

A Hettange-Grande, je retrouve Houdart, qui a organisé selon mes indications un PS dans une cave. Il a eu beaucoup de mal à s'installer, les gens n'ayant pas encore idée de l'approche allemande. La population est loin d'être entièrement évacuée. Nous voyons cependant des camions qui vont et viennent, l'un d'eux est conduit par... un jeune Prussien de douze ou treize ans, à l'air débrouillard, dont personne ne sait exactement d'où il vient ni où il va. Il est cependant laissé entièrement libre. Nous voyons, au cours de cette soirée, monter des fantassins. Le 72e Régiment d'artillerie installe des batteries près du village, dans une prairie derrière l'église, et dans les coins derrière les maisons, à gauche de la grand-route en revenant de Luxembourg. Les batteries Maginot entrent en action. Nous voyons le curé du pays, qui se demande s'il doit partir. Les gens sont très calmes et confiants. Nous trouvons une maison où nous installons la cantine. Nous déjeunons et dînons avec les sous-officiers, car tout devient difficile. L'aumônier dit le benedicite. Fischer lui-même le dit avec dévotion. Dans la soirée, on nous évacue encore quelques blessés de la division. Nous voyons, en particulier, un capitaine, et un lieutenant des hussards. Ce dernier est très choqué. Une balle a traversé son casque, de part en part, sans le blesser, mais il a des plaies en surface sur d'autres parties du corps. Les évacuations se font bien. Les voitures rentrent régulièrement. Nous entendons donner la citadelle de Thionville. Malgré le Général, j'ai l'impression que ça rend bien. Le soir, je vais voir les 75 rageurs dans la plaine, derrière l'église. C'est un véritable tableau classique tel que ceux qui représentent des batailles au Grand Siècle : le tonus est excellent. Les observateurs constatent des pertes considérables chez l'ennemi. Ils sont stupéfaits du gaspillage humain que cela représente.

Je prends un somnifère pour la nuit, car le 155 donne à quelques mètres. On entend les ordres. La canonnade ne cesse de la nuit. Je suis peu dérangé par les évacuations. J'avais essayé la veille au soir de joindre téléphoniquement les groupes sanitaires régimentaires sans y parvenir. Le téléphoniste militaire flirte avec la téléphoniste civile. Je mets un planton. Dans le village grouillent les douaniers inactifs. Nous n'avons pas encore vu un seul avion.

Le dimanche matin, messe, journée calme, quelques évacuations. Les hommes travaillent bien.

Le lundi 13, même travail, rien de neuf, j'ai la visite du colonel Arlabosse. Il a l'air très content.

Le mardi 14, au soir, je reçois un ordre de repli, conçu en termes alambiqués ; je finis par croire qu'il n'est pas pour moi. La confirmation venant, je pars avec tout mon effectif pour Mont. Nous passons par Thionville que je trouve désert. La citadelle tire sans arrêter, ainsi que toute la ligne Maginot.

J'ai l'impression d'une action intensive et splendide. Je suis à Trieux vers une heure du matin. Là, on a oublié de laisser des ordres. Il n'y a plus personne, sauf de Rives, qui se dit malade et qui est couché. Je laisse là tous mes hommes, j'apprends que le colonel et le reste du GS sont à Boismont, j'y file dans la nuit. Je longe la ligne Maginot, et j'y jouis, quoique exténué, d'un spectacle magnifique. La ligne donne sans arrêt. Le ciel est aussi clair qu'en plein jour.

Je finis par arriver à Boismont, je trouve en dernier lieu, le colonel, qui est chez la charcutière. J'y revois, dans la nuit, toutes mes vieilles connaissances indigènes. Par ordre du colonel, je me couche et je dors quelques heures. Le lendemain matin, après avoir rendu compte, je rejoins les autres, je vois Mme Bristiel, très inquiète. Je déjeune avec les autres et nous partons pour Mont après avoir repris les autres.

A Mont, nous arrivons au milieu d'un flot de réfugiés luxembourgeois, parmi lesquels se trouve un très grand nombre de jeunes gens blonds en âge de porter les armes ! On les dit communistes ! Les départs se font mal, ils stagnent là. Il y a beaucoup d'enfants. Je revois encore l'un d'eux frissonnant, ayant 40 degrés de fièvre. Le père, ingénieur, était là affalé, avec sa femme. Ils disaient avoir tout abandonné, avoir été pillés. La veille, à midi, nous avions eu un premier bombardement par avions. Très joli bruit de sirène. Ces bombes étaient destinées aux mines voisines et au pont situé près de ma chambre. La nuit du 15 au 16 fut presque une nuit blanche. A trois heures, nous fûmes réveillés par des officiers français de même grade, qui voulaient nos lits ! Dans la journée du 15, les mines furent une seconde fois bombardées, alors que je me douchais. Je craignis d'être blessé pendant cette toilette ! Le matin du 16 mai, nous quittons Mont, qui était très agité. Dans la nuit, vers quatre heures du matin, nos logeuses italiennes, très excitées, étaient venues pour me montrer des parachutistes qui sortaient de leur avion, et sur lesquels tiraient les Français alors qu'il s'agissait de Français obligés de sauter de leur avion en flammes. Ils ne furent pas touchés.

Donc, à six heures, nous quittons Mont, passons par Murville, gagnons Eton. Entre Eton et Etain, nous sommes mitraillés sur la route et sommes obligés de nous arrêter. Personne n'est blessé. Je revois le colonel Arlabosse, qui me demande si je suis moins fatigué. Nous contournons Verdun, puis nous voyons le long des routes, le défilé des pauvres réfugiés, les maisons détruites ; le bombardement des villages a été systématique mais peu important, une maison par village.

Nous déjeunons dans les bois. Je vois le capitaine Villiers avec plaisir, et il m'annonce, en termes voilés, que je suis décoré. Après une étape épouvantable, fréquemment survolés et sous des bombardements violents, nous apercevons Chenebault dans une des villes très bombardées, mais nous n'avons pas le temps de nous arrêter. Nous arrivons, vers les cinq ou six heures du soir, à Pont-Faverger. Les avions allemands survolent les bois sans arrêt. Les hommes commencent à s'énerver au moment où nous nous installons dans les bois. Betthinville est très bombardée, je donne des ordres pour faire camoufler les voitures, Van Den donne encore une preuve de sa frousse intense et me supplie d'attendre encore un peu, il a peur du bombardement ; je suis obligé de réitérer les ordres, c'est un de mes plus épouvantables souvenirs, que ce pâle officier me suppliant d'attendre un peu ! et devant les hommes ! La panique renaît, on parle de parachutistes ; les avions allemands passent en grand nombre, sans cesse. Ils sont magnifiques et terribles, constamment on entend les bombes tomber.

Je suis exténué, le capitaine est distrait, ne donne pas les ordres, j'organise le cantonnement. Il faut se défaire des cantines car il a peur que nous n'ayons pas assez de place pour le matériel si nous sommes obligés d'abandonner un camion. Je conseille à tous de prendre les objets qui leur sont chers, car je crains que nous ne retrouvions jamais ces cantines. Elles partent pour Reims, où elles sont mises dans une caserne.

Vers vingt et une heures, le colonel arrive, il paraît démoralisé. Il me prend à part, me demande d'aller faire un cantonnement à Merval. Il me dit que tout va mal, le front lâche partout, la situation est presque désespérée. Il faut encore espérer pourtant... Il y a la Somme, l'Aisne ! Nous dînons tous les deux, rapidement, d'une boîte de conserve, je pars aussitôt après pour Merval, j'emmène avec moi Durnerin et Lagarde. Je contourne Reims, je passe par Fismes, en flammes ; il n'y reste plus personne, et tout brûle dans la nuit. Des pans de murs tombent. Nous cherchons longtemps la route de Merval, nous passons deux fois le pont de Merval sur le chemin de fer, dans une nuit étouffante ; à la troisième fois, je comprends que notre route passe sous les voies, et que chaque fois je m'engage dans la route de Bourg et Comin. Avant Merval, nous sommes arrêtés par un lieutenant et quelques hommes, qui, affalés, nous prennent pour des espions ou des parachutistes. Ils examinent longuement nos papiers, et sont furieux parce que j'allume ma lampe électrique. Les Allemands pourraient nous voir. Je finis par me mettre en colère, et on nous laisse passer. En montant vers Merval, nous rencontrons des gens : ils ont vu faire des signaux lumineux, ils montrent l'endroit. Durnerin prend son revolver et va voir, tandis que je fais le cantonnement. Je trouve une ferme à un embranchement de route, avec l'aide d'un des rares indigènes présents. Je retourne sur la route où j'attends les autres avec Lagarde et Durnerin, à bout de forces. Nous nous endormons. Au petit jour, les autres arrivent, nous organisons le cantonnement. Le capitaine et Richard partent avec dix hommes pour Cerny, je reçois l'ordre de « garder » Merval et les hommes ! Dans l'après-midi, le colonel vient, il me demande d'aller à Liesse (« J'ai quelque chose pour vous ! » me dit-il en souriant) chercher des blessés et des religieuses qui ont été laissés dans cette ville. Ils ont été abandonnés, semble-t-il. Les Allemands avaient occupé Liesse la veille, ils avaient été refoulés par nos automitrailleuses et il semblait qu'ils n'y étaient pas revenus. Je pars avec quelques voitures. J'ai du mal à décider l'un des sous-officiers du train à venir. Ils se cachent ! Je monte avec Denis, et nous partons ; je passe le canal latéral et l'Aisne, je m'arrête deux minutes à Cerny où je dis bonjour à Houdart, je rencontre Lafourcade, je continue. Nous savons les Allemands à Sissonne, peut-être à Laon, je passe par Martigny-Monthenault, Bruyères, Parfondrie, Veslud, Marchais, où sont les avant-gardes du 2ᵉ RDP. Je dis bonjour à Edesheim, puis nous arrivons à Liesse. La ville est vide, mais il reste l'hôpital. Les blessés sont montés dans les sanitaires de Laurene, nous faisons monter dans les cars que nous avons amenés les religieuses, la seule infirmière présente, un prêtre. Je trouve là deux médecins qui sont restés : Aujoulat, un scout, médecin auxiliaire de Toulouse, et un interne de Paris, sous-lieutenant, qui se nomme Joublin. Un officier d'administration du Service Sanitaire a reçu l'ordre de revenir, il a nommé Descomps et commence à voir ce que l'on pourrait emmener. Avec Denis, je cherche un souvenir de Guillaumat, je cherche surtout s'il n'a rien oublié. Nous emportons tout un matériel ophtalmologique que nous supposions, à tort, être à lui. Nous allons dans le bureau du médecin-chef, il a même laissé son stylo sur la table. Je le donne à Denis. Nous sommes mitraillés, dans l'hôpital même, sans succès. J'aperçois un magnifique camion radiologique, que l'on nous dit intransportable. J'appelle Perotin qui me dit qu'il est incapable de l'emmener ; j'en parle à Denis qui propose d'essayer : ce camion vaut, nous dit-on, 400 000 francs. Nous voudrions bien le sauver, maintenant que nous avons récupéré le matériel et que les blessés et les religieuses sont partis. Nous partons et Denis arrive, après bien des difficultés, à sortir de cette cour cet énorme camion-remorque qu'il tire derrière son camion à plateau. Nous allons doucement, nous craignons, à chaque pont, que notre remorque ne passe par-dessous. Il est dix-neuf heures environ, nous partons vers Laon, revoyons les gens du 2ᵉ RDP, arrivons sous Laon, que nous contournons, et qui nous semble une ville déserte, et sur toute la route de Laon à Soissons nous ne rencontrons âme qui vive. Nous arrivons à Soissons, à la nuit. J'ai beaucoup de mal à trouver l'hôpital. La ville est obscure et déserte. Je finis par trouver le commandant de l'hôpital qui ne veut pas de nos blessés ; il se dit débordé, pense à partir, car le médecin-chef de Laon est déjà parti sur un simple ordre d'un civil portant un brassard à croix rouge et qu'il ne connaissait pas. Je rassure ce médecin commandant la place, affolé par les bombardements successifs de Soissons. Son hôpital n'a pas été touché et je finis par lui faire accepter de garder le camion radiologique dans une cour, en retrait, jusqu'au lendemain. Il accepte, à condition que le transfert des blessés se fasse immédiatement sur Compiègne, où sont repliés les gens de Liesse, et que ceux-ci viennent le lendemain prendre ce matériel. Seul avec Denis, je fais le transfert du matériel. J'y perds mes gants auxquels je tenais tant, à moins que ce ne soit ultérieurement, sur la place, en essayant de trouver le chemin. Ce transfert effectué, nous parvenons à manger un peu. Les sœurs nous reçoivent d'abord très mal, puis tout s'arrange et rencontre un garçon un peu original que j'avais déjà vu autrefois chez Gosset, comme stagiaire : il se nomme Zipper et dit avoir perdu son régiment. Le plus grand désordre semble régner dans cet hôpital. Après un repas rapide, je repars dans la nuit avec Denis et son camion vide. Il pleut, nous voyageons tous feux éteints, je suis obligé de secouer Denis, de lui parler, de diriger le camion en restant debout à la portière, car il fait très noir. Nous arrivons exténués à Merval à trois heures du matin. La veille, dans la ferme, nous avions écouté la radio. Liège tenait toujours. La France se raidissait, la victoire était encore possible ! Je m'endormis sans réfléchir dans la grotte, je n'en pouvais plus. Le lendemain matin, je trouvai hommes et officiers très nerveux. Ils étaient sans nouvelles. Dans la journée du lendemain, les hommes remirent sur pied une voiture abandonnée, une Renault, puis trouvèrent des ciseaux, des blouses, des lunettes. On nous amena un homme suspect ; je le fis remettre au poste de la route de Fismes qui m'avait arrêté quelques jours auparavant, et qui m'en débarrassa aussitôt.

Dans la soirée, il y eut le terrible bombardement de la gare de Fismes (18 mai). Du matériel avait été débarqué toute la matinée, ainsi que des troupes, la gare avait été survolée sans arrêt par des avions canadiens. A midi ceux-ci partirent. Il ne restait plus à débarquer qu'une batterie antichars. Le débarquement à peine commencé, la gare est terriblement bombardée par les Allemands. Les quelques militaires de Fismes sont affolés, ils ne savent où donner de la tête. Tous les officiers de la batterie antichars ont été tués, ils n'ont pas de service de santé, ils pensent à nous. J'envoie, avec Richard, toutes mes ambulances sanitaires et quelques brancardiers. Ils sont stupéfaits de la rapidité avec laquelle les secours arrivent. On nous amène ainsi une vingtaine de blessés, on empile les morts dans la salle d'attente. Un gradé fonctionnaire de la gare meurt à son arrivée. On nous amène le capitaine régulateur qui a trois membres totalement broyés. Et d'autres blessés en mauvais état. Nous évacuons ces malheureux, tous très atteints, sur Soissons, puis Compiègne. Pour la même raison que la veille. Le tout se passe entre trois et six heures. Le colonel m'avait réclamé des ambulances sanitaires pendant ce temps, pour Cerny, où ils eurent beaucoup moins de blessés que nous, mais où le capitaine s'affolait ! Je lui envoyais ce que j'avais de disponible. Vers dix-huit heures, j'ai la visite du régulateur de la gare de Reims qui vient remplacer celui de Fismes, Reims étant abandonnée. Il me dit que la veille, dans Reims, il ne restait pas de médecins alors qu'il y avait de grands malades, seuls dans la ville, abandonnés par leur famille. Il me remercie de ce que nous avons fait et me dit qu'un cheminot, le chef de gare de Fismes, a été arrêté, il y aurait eu un poste émetteur de TSF à la cave. Rosenbaum était ravi, il avait voulu que j'arrête ce chef de gare dans l'après-midi, juste après le bombardement, celui-ci lui avait paru suspect et avait refusé de se faire panser chez nous après le bombardement, pour une légère blessure à la face. Dans cette même journée du 18, on nous annonce que les Allemands ont lancé un raid d'automitrailleuses qui ont passé le canal de l'Ailette. S'installe dans notre village un régiment d'infanterie constitué par des Basques qui ne sont pas encore montés au front et qui sont commandés par un colonel à barbe en pointe. Au-dessus de nos grottes, on transporte des 75.

La nuit du 18 au 19 est calme. Le lendemain, le capitaine revient. Il décide de faire transférer les cantines et le matériel de Reims à Epernay. J'écris pendant la matinée à Guillaumat pour lui envoyer mes condoléances pour la mort de son père. Les avions allemands passent. Le capitaine repart avec Richard pour Ciry. Dans la soirée, l'inquiétude gagne les hommes, les automitrailleuses ont passé l'Aisne, on barricade le village. Je fais mettre un camion à l'entrée de notre ferme. Je suis sans nouvelles de la division. Je fais veiller deux hommes et deux officiers. Je mets un planton chez le colonel à barbe en pointe, qui est désespéré et affolé. Il ne sait ce qu'il doit faire, me conseille de quitter le village : et nous sommes dans une zone dangereuse. En voilà une raison ! Cette zone n'est pas neutralisée ! Ce malheureux officier m'inquiète par son incapacité, et je crains qu'il ne soit qu'un officier entre beaucoup d'autres, pas plus médiocre que les autres. Dans la journée de l'avant-veille, les 75 avaient commencé à donner alors que j'étais avec le capitaine Lucas et l'un de ses sous-lieutenants. J'ai eu peur à ce premier départ des obus, car ils étaient inattendus. Nous nous sommes tous étalés à terre, croyant à une arrivée, alors qu'il s'agissait de trois départs.

Je passai une mauvaise nuit, du 19 au 20, car j'étais sans nouvelles, et sans liaison. Il en fut de même du 20 au 21. Je cherchais en vain des liaisons, tout semblait rompu. Le 21, nous eûmes à enterrer deux malheureux officiers aviateurs français qui avaient été abattus tout près de nous. Puis les ordres arrivèrent. Il fallait quitter l'Aisne. Nous allions au repos en Normandie ! Nous partons le matin, vers les neuf heures. Nous allons ainsi jusqu'à Taillefontaine, et nous passons dans la forêt domaniale de Retz, près de Taillefontaine aux environs de Villers-Cotterêts. Nous restons là, où nous dormons, jusqu'au lendemain seize heures trente. Nous partons alors pour Royallieu le 22 mai à seize heures trente. Nous arrivons ainsi dans la forêt, près de Compiègne à dix-huit heures.

Dans la forêt de Royallieu, nous trouvons des archives des services secrets que nous brûlons. Nous quittons Royallieu, après un dîner rapide, à vingt et une heures. Nous passons à Chantilly, et à quatre heures du matin, nous sommes à Chambors dans l'Oise.

Je suis tellement fatigué, que, malgré la pluie, je me couche sur la place de l'église où je m'endors. Le village est encore habité. Il est même surpeuplé, car il y a beaucoup de réfugiés. Nous arrivons à trouver une petite bicoque vide, je me lave, je me couche. Je suis bientôt réveillé par le colonel Clouet des Pesruches qui veut me montrer une petite plaie. Après examen et pansement je me recouche. Nous déjeunons à midi dans un atelier de confection de bas. Robert demande l'autorisation d'aller à Gisors, j'aurais bien envie de l'accompagner. Je suis obligé d'y évacuer Cousin, qui, la veille, a été heurté par une voiture et a les os du carpe droit fracturés. La veille, près de Chantilly, dans la nuit, j'avais eu une altercation avec un médecin lieutenant qui m'avait arrêté et voulait me forcer à prendre une malheureuse femme blessée qu'il avait dans sa voiture. Mais elle était loin, et il y avait un encombrement terrible. Je jugeai qu'il n'y avait aucune raison qu'il se décharge sur moi de cette malheureuse blessée. Il se mit donc à m'injurier, mais je ne manquai pas de droit de réponse.

Nous restons à Chambors jusqu'à dix-huit heures. Nous assistons à un combat aérien que nous voulons croire terminé par la victoire des Français. Je reste en arrière, car il faut attendre Robert qui n'est pas encore rentré. Il arrive de Pontoise, où il est allé s'acheter un étui, à Prix Unique, pour mettre ses cartes d'état-major. Je le tance, et nous partons à dix-neuf heures. Nous arrivons le soir même, à vingt-deux heures, à La Neuville-sur-Oudeuil, dans la forêt. Les alentours sont bombardés. La forêt elle-même est bombardée, il y a des chars de combat camouflés. Nous dînons rapidement dans la maison d'un garde-chasse, revenu après avoir vu qu'il ne pouvait aller à plus de trente kilomètres. Je sais que je dois partir, le lendemain matin, avec quelques hommes pour faire un PS avancé, car nous remontons en ligne, à Lincheux. Nous partons à trois heures du matin, le 24. Je suis un peu fatigué.

Nous laissons le gros du GS à La Neuville. Sudre, de plus en plus décomposé, reperd son calot providentiellement retrouvé à Chambors. Il reste tout habillé, le casque vissé, même la nuit.

La Neuville-sur-Oudeuil était tout près de la forêt de Malmifait. Là se trouvait la maison forestière où logeait le gros du GSD, près de Marseille-en-Beauvaisis. Nous partîmes pour Lincheux à trois heures du matin. Nous avions été étonnés de dépasser des Anglais qui montaient dans des camions alors que nous en trouvions d'autres avec les mitrailleuses sur la route. Nous dépassions, simplement, les avant-postes anglais un peu au-dessus de Poix. L'ordre me disant d'aller à Lincheux était périmé, les Allemands avaient avancé. Je réveille le capitaine qui met du temps à répondre et demande avant d'ouvrir la porte : « Français ou Allemand ? » Pendant ce temps un gros avion allemand survolait sans arrêt mes vingt sanitaires incamouflables. Il devait sans doute se demander ce que nous faisions là. Le capitaine avait tenu à m'accompagner. Je fais mon PS. Je commence à chasser des réfugiés d'une maison qui me semble un peu mieux que les autres, nous balayons, lorsque le colonel arrive inquiet et nous donne l'ordre de nous replier aussitôt sur Equennes. Nous exécutons cet ordre et cherchons une maison correcte ; avant de nous installer, le capitaine et moi allons rendre visite à un colonel d'un régiment d'infanterie coloniale qui est censé être major de cantonnement. Le village était bombardé à ce moment, ce malheureux officier supérieur s'affole, descend dans la cave de briques de sa demeure, réclame à tue-tête son casque et nous attrape parce que nous n'avons pas de casque et ne voulons pas descendre dans la cave. Je prends alors de mon propre chef une maison inhabitée, sur la grand-route et qui me semble de belle apparence. Elle est grande et bien tenue, de nombreux réfugiés s'y trouvent. J'ai le plus grand mal à les en chasser, et à les refouler sur les garages. Ils ne comprennent pas combien la guerre est proche d'eux.

Ils obéissent finalement, et je fais transporter leurs affaires. Nous nous installons avec les hommes. Notre PS est bien grand. J'ai un nombre de sorties suffisant, une cave qui semble solide. Il y a beaucoup de bombardements, mais peu de dégâts. Je suis aidé dans mon installation par un innocent du nom de Célestin, que je surnomme, à sa grande joie, le Chef, et qui me ramène tout ce dont j'ai besoin. Il nous indique aussi les animaux nécessaires au ravitaillement et le vin. Foucault est chargé du ravitaillement. Richard et Durnerin sont partis pour le 10ᵉ cuirassiers, commandé par le colonel de Ham. Nous restons à Equennes du vendredi 24 à dix heures au 1ᵉʳ juin quinze heures. Nous eûmes là, à certains moments, beaucoup de travail. J'étais obligé de me lever toutes les nuits, nous avions des blessés qui venaient surtout de régiments d'infanterie et de notre division, des civils aussi. A un moment donné, le travail se ralentissant, j'ai pris l'initiative d'évacuer des centaines de civils qui vivaient entre Amiens et Equennes sur les routes et dans les villages. Laurence avait récupéré deux mille litres d'essence, au camp d'aviation de Poix, que les Anglais avaient abandonnés. Nous évacuâmes ainsi des centaines de malheureux civils avec leurs affaires ; il y avait de ces grandes familles du Nord à nombreux enfants. Nous avons essayé de les séparer le moins possible. Nous les descendions jusqu'à Grandvilliers. Malheureusement, un certain nombre d'entre eux furent tués à Grandvilliers au cours d'un bombardement dirigé sur ce camp de civils. Nous fûmes bombardés sérieusement par deux fois dans ce village, et une fois mitraillés. Certaines torpilles n'éclatèrent pas, le capitaine Lévy vint les faire sauter. Un jour, un torpillage ne manqua nos camions que de quelques mètres. Certains régiments d'infanterie donnèrent terriblement. C'est là que je soignai les infirmiers du médecin auxiliaire Bournel, qui avait été tué par un obus. C'est là que je vis aussi tant de blessés de la route, dont un certain Meyer, qui se disait interprète et qui donnait des renseignements sur la mentalité des Allemands. Aux Prussiens avaient succédé, sur notre Front, des Bavarois, puis des Autrichiens. Nous avions à notre gauche le 2e DLM. Je servais à ce moment-là d'agent de liaison entre le GQG et les unités. Le GQG ne savait plus où était le QG de division et je pouvais relativement les renseigner et les nourrir. Nous mangions admirablement. Les unités de choc venaient également se ravitailler sur le pays. Il y eut des drames. Les gens, voyant que les Allemands n'avançaient plus, remontaient chez eux et trouvaient les maisons occupées par la troupe, qui s'alimentait des volailles abandonnées. L'aumônier Dubois dut régler bien des conflits. Poix était une mine pour nos besoins immédiats. Le malheureux village subissait bombardement sur bombardement.

Nous vîmes monter les chars, monter des régiments d'infanterie qui nous abandonnaient leurs blessés, leurs malades, leurs déments.

« Le Chef » était à la hauteur des circonstances, il ne me quittait pas, fier d'avoir conservé sa chambre près des officiers et travaillait pour nous avec ardeur. Le maire, étant rentré, le tança sévèrement de n'avoir su préserver plus complètement les biens de sa fille. Ecœuré, Célestin me demanda de le prendre dans l'unité. Quand nous partîmes, je ne pus accepter et ce fut un désespoir.

Je vis également à cette époque des officiers d'un QG de corps d'armée qui m'expliquèrent quelle singulière débandade avait été la retraite de Belgique. Les wagons de munitions sautaient près des hôpitaux, et l'on s'étonnait que les Allemands visent les groupements sanitaires !

Nous avons vécu, à ce moment, de belles journées. Nous avions l'impression de rendre vraiment service. Et puis, nous ne chômions pas. Un jour, vers le 30 mai, nous vîmes redescendre Richard et Durnerin pâles, amaigris, défaits. Durnerin, si extrémiste et si excité, pensait que tout valait mieux que la guerre. « Donnons-leur la Tunisie et le Maroc, cela vaudra mieux que de faire tuer ces malheureux jeunes si beaux, si nobles, si courageux. » Il avait vu mourir les jeunes officiers et les soldats des chars et ce spectacle horrible l'avait anéanti. Je me souviendrai toujours, pour ma part, de l'horrible impression que m'avait fait ce corps mutilé qui était tout ce qui restait du sous-lieutenant Grandidier tué écrasé contre sa tourelle. Les hommes du 10e Cuirassiers s'étaient battus magnifiquement, mais ils avaient été plus que décimés. C'était la vraie image de la guerre, on trouvait des enfants morts sur les routes, et certains passaient sans les inhumer. Quelle horreur que ce carnage aveugle qui nous permit cependant de retarder la marche allemande de huit jours !

Puis, le 1er juin, nous reçûmes un ordre de repli et nous gagnâmes Marques en Seine-Inférieure où nous arrivâmes à quinze heures. Nous y trouvâmes le reste du GS, amorphe et divisé en factions. Nous nous installâmes chez l'instituteur, qui était mobilisé, mais dont la femme et le jeune enfant étaient restés. Nous les engageâmes à partir.

D'Equennes et de Marques, toutes nos évacuations se faisaient sur Beauvais, à l'hôpital Jeanne-Hachette. Nos conducteurs revenaient chaque fois, effrayés de l'importance des bombardements allemands sur Beauvais. D'Equennes un jour, j'ai évacué le capitaine Lévy, blessé par un bombardement d'aviation. Marques, tout près d'Aumale, a été bombardé un certain nombre de fois, sans dégâts. Mais j'avoue avoir eu peur une fois, tandis que je me rasais. Jamais nous n'avons vu autant d'avions allemands. Jamais nous ne vîmes si peu de français et de canadiens. Il y eut alors un grand nombre de blessés dans notre division. Nous évacuâmes encore ici un grand nombre de blessés de divisions d'infanterie voisines, dont les GSD, à pied, n'avaient pu rejoindre. C'est là aussi que j'ai rencontré Gorodiche très dégonflé. Ses hommes disparus dans le bombardement d'Aumale. Nous les avons retrouvés ensuite, ils avaient fui. Nous sommes restés à Marques du 1er au 6 juin. Je vis là des hommes magnifiques, ce petit brigadier-chef de l'escadron antichars, d'Ornano, qui refusait de se faire évacuer, malgré son épaule ouverte, car il avait encore des pièces à tirer. Ses soldats l'avaient accompagné jusqu'au PS et écoutaient ses conseils. C'était le petit hussard qui, la colonne brisée, plaisantait et demandait en souriant s'il allait mourir. C'était ce gaillard splendide de vingt ans, jeune engagé dans les dragons, qui, l'œil crevé, attendait patiemment, sans broncher, que l'on pût s'occuper de lui. C'étaient tous ces magnifiques petits Français qui trouvaient toujours le voisin plus blessé qu'eux et qui ne voulaient être pansés qu'après lui. C'étaient enfin ces Arabes et ces Noirs, doux et résignés, qui trouvaient encore la force de se mettre au garde à vous, alors qu'ils avaient d'horribles plaies par éclat d'obus ou par arme blanche. Ici encore nous avions avec nous des troupes d'élite qui se battaient magnifiquement. Un jour, dans notre Marques, vint, échappé d'on ne sait où, un autobus de ravitaillement d'armée. Je lui achetai des bouteilles de champagne et des petits gâteaux pour fêter la naissance de Françoise, ma fille aînée, car jamais nous n'avions encore été réunis pour célébrer cet heureux événement. Durnerin se dispute ici encore, comme partout ailleurs, avec sa logeuse, elle le prend pour un parachutiste allemand et appelle les indigènes qui, armés de carabines, veulent tuer notre Laurel. Il se défendit comme un beau diable. Il regrettait ses jumelles, son appareil photographique qui avaient disparu au cours d'un éboulement. Il était encore tout roussi de ses prouesses guerrières : il passait son temps à sortir des hommes blessés des chars en feu. Une fois, il était si près des lignes allemandes que tous le crurent perdus, mais les Allemands cessèrent le feu tandis qu'il sortait les malheureux carbonisés. A ce moment, Durnerin voulait mourir.

Marques fut un des derniers épisodes consolants de cette guerre. Aumale cependant fut terriblement bombardé. Il y succomba des familles entières que l'on retrouvait éparses dans les décombres – Edesheim et Houdard s'y distinguèrent.

Nos évacuations se faisaient toujours sur Beauvais. Nous perdîmes alors une quinzaine d'ambulances sanitaires. Les Allemands auraient fait une poche sur la route entre Grandvilliers et Beauvais, ils arrêtaient nos sanitaires, les vidaient et en faisaient des voitures de reconnaissance, comme nous l'apprîmes bientôt par un officier du RDP : il avait pu en suivre une un temps et il vit qu'elle contenait un Allemand à l'arrière qui le visait avec son Mauser. C'est là que furent pris Bénard, Pillet, Petiteau, Lay, Barrié et bien d'autres. Tous ont été retrouvés depuis, sauf Bénard et Pillet. Barrié, Bergès, Beaugendre ont été emmenés en Allemagne. C'est dans ces jours-là également que le capitaine Cossé fut fait prisonnier.

La division d'infanterie voisine de la nôtre semblait avoir de grosses pertes. Il passait constamment des voitures pleines de blessés. Il y avait à Marques un individu suspect dont le rôle ne put jamais être reconnu, et que Robert, malgré ses ruses et ses perquisitions, ne put jamais mettre en défaut. C'était un jeune homme de vingt-cinq ans, qui vivait avec une femme. Il était taillé en athlète et se disait réformé. Ce qui est toujours possible. Par ailleurs, il faisait du mauvais esprit. Je regrette de ne pas l'avoir fait arrêter.

Nous avons quitté Marques, le 7 à quinze heures, après avoir fait savoir à Gorodiche que nous partions. Il était installé à Marques. Ceux qui y allèrent trouvèrent une indescriptible pagaille : les hommes refusaient d'aller faire les évacuations. Ce qui scandalisait les nôtres. Nous étions inquiets de l'absence de tant de nos voitures. Nous savions bien Marques débordé à droite et à gauche. Mais le nombre de voitures parties était considérable et aucune ne rentrait. Nous fûmes obligés d'envoyer des blessés en car, tant il y en avait. Un certain nombre de nos chauffeurs parvinrent à nous rejoindre ultérieurement. Ils avaient été prévenus que Marques était occupé par les Allemands. Ce qui ne fut vrai que le lendemain.

A vingt heures, nous arrivions à Catenay. Nous nous y trouvions avec l'EM du 3ᵉ RAM. Il y avait là des officiers d'EM de cavalerie. Je me suis attrapé avec un capitaine : il voulait prendre le presbytère que j'avais déjà parfaitement installé. J'avais pris la place d'un brave homme, à qui appartenait cette habitation. Il y avait logé ses six enfants qu'il emmenait à Rouen, inquiet de l'avance allemande. C'était un PSF ! Je réduis une luxation, dans cette chambre. Nous gagnons le château de Catenay, immense baraque en briques, d'assez grande allure, occupée par la division blindée anglaise qui nous surveille, nous prenant pour des parachutistes ennemis. Nous parvenons à nous installer dans ce château vers vingt et une heures. J'ai un lit ! Il me fallut pourtant travailler une partie de la nuit à voir et à évacuer des blessés de la division.

Dans notre voyage entre Catenay et Marques, nous avions rencontré une division anglaise formée en partie par des Ecossais. Un capitaine écossais nous arrête dans Forges-les-Eaux, très abîmé, pour nous donner des cigarettes et du chocolat. J'étais avec Kennedy. Celui-ci le prend pour un gendarme et parle à ce capitaine jusqu'au moment où, rempli de confusion, il fait filer la voiture chargée de cigarettes et de chocolat au lait. Les cigarettes anglaises fleurissent alors, nous en avions de pleines caisses qui venaient de Poix et que l'on avait distribuées à Equennes. Je vois le colonel Arlabosse et je soigne divers blessés à six heures du matin. La veille, au presbytère, j'avais été appelé à soigner des blessés au cours de la manœuvre anglaise qui avait fait sauter le pont de Forges-les-Eaux derrière nous. Le colonel vient nous apporter un ordre de départ : il faut passer la Seine le plus rapidement possible, les Allemands nous ont débordés. Nous quittons Catenay le 8 juin, à neuf heures. Au milieu d'embouteillages sans nom, de troupes harassées, de soldats sans officiers, nous arrivons à Pont-de-l'Arche. Il y a sur le pont trois files de voitures, mais pas un gendarme. Nous faisons notre police comme nous pouvons, il y a des voitures de réfugiés, des voitures militaires, des éléments de la division. C'est un vrai désordre, bien pénible. Nous restons trois quarts d'heure sur ce pont, puis nous finissons par passer. Les Allemands ont bombardé le pont à plusieurs reprises et l'ont heureusement raté.

Je reçois l'ordre de trouver Le Pont-de-France, dont la maison forestière n'est peut-être pas occupée par les troupes. Je me précipite et, à un carrefour, je rencontre le commandant Bony navré. Il pensait trouver une maison forestière au Pont-de-France et il n'y en avait pas ! Je me précipite de plus belle et je vais plus loin que lui, je trouve la maison forestière du Pont-de-France tout près de la Seine. Il y a juste un enfant de sept ans, je lui demande d'ouvrir la porte, il demande que l'on attende sa maman partie en course. Il ramène un soldat d'un poste de DCA voisin qui nous raconte que la DCA de la Seine a, dans cette région, descendu un grand nombre d'avions allemands qui essayaient de détruire le pont. Le médecin capitaine Deprès du 72e nous a rejoints. Il est exténué, depuis les bombardements de l'Aisne et de la Somme. Lafay est prisonnier ; on est sans nouvelles de Weygand. La guerre semble perdue. Nous avons encore l'espoir de voir les Allemands arrêtés sur la Seine. La mère du jeune enfant revient, et refuse sa maison. C'est une femme seule. A force d'insister, j'obtiens gain de cause, elle m'aide même. Nous voyons arriver un convoi d'enfants blessés, qui nous sont amenés. C'est un spectacle atroce que celui de ces petits êtres sanglants, qui pleurent ou qui sont en état de choc. Certains ont eu frères et sœurs tués, des parents tués ! Nous les soignons et les envoyons à l'hôpital de Louviers. Altercation avec Bourgoin qui veut se laver avec l'eau du puits. Il n'y a pas assez d'eau pour laver les blessés ! Je l'engueule, d'autant que je suis scandalisé de son attitude des jours précédents. Il avait refusé de nous aider à Marques et était parti dans les prés lire des romans policiers, la vue du sang l'effrayant. Il finit par s'excuser. Au-dessus du Pont-de-France, nous voyons à la fin du déjeuner sous un pommier, un avion attaqué. Il est abattu à quelques centaines de mètres de nous et les Allemands s'acharnent sur lui. None a une histoire avec la femme de la maison. Elle raconte qu'il a voulu la voir nue pendant qu'elle se baignait : il est probable qu'elle est déséquilibrée, mais il est possible que None ait essayé.

Nous quittons Le Pont-de-France à dix-huit heures trente. Lefèvre, Belzik, Perotin, font du mauvais esprit. Van Den, en dessous de tout éloge, sort son revolver pour tirer dans les pneus des voitures. Ses hommes, au cours d'une fausse manœuvre, cassent le feu arrière de deux voitures ! Van Den est dans une rage folle. Il est responsable de ce qui vient de se passer. Nous passons par Louviers en quittant Le Pont-de-France à dix-huit heures trente. J'espère en vain y rencontrer Guillaumat, qu'ont vu un certain nombre de nos chauffeurs. Louviers est encore en fête. Il y a des cafés qui regorgent de militaires avec leurs femmes. Le scandale commence. Nous partons pour Daubeuf où nous arrivons vers dix-neuf heures. Je vois dans ce village une série de soldats en uniforme de fantaisie qui boivent du champagne avec des femmes. Je finis par trouver le capitaine et le lieutenant qui commandent cette unité. C'est un escadron de réparation du GQG. On m'avait dit que je trouverais ces messieurs au café. Ils empestent le Pernod. Ils ne peuvent loger mes hommes. Ils ont bien un réfectoire dont ils ne se servent pas, mais ils ne peuvent nous le donner, à cause des tables auxquelles ils tiennent. Il n'y a pas de chambre pour les officiers, mais les hommes de l'unité en ont chacun une, et il n'est pas possible de les déloger. Je suis en colère, je commence à pester, le lieutenant finit par me donner quelques cantonnements, et j'en prends d'autres d'office. Un escadron des RDP arrive. Ils obtiennent encore moins que nous, et furieux, ils sortent leurs revolvers. Les hommes avec les femmes sont inquiets. Il n'en est pas moins que les hommes du RDP, exténués, couchent quand même par terre, tandis que ces petits messieurs, qui ont leur voiture, couchent dans des lits. Nous nous entassons à cinq ou six. Nous dormons tant bien que mal, et le lendemain 9 juin, nous sommes canardés par les mitrailleuses. Les Allemands ont passé la Seine dans la nuit. Nous voyons fuir, à toute vitesse, l'escadron de réparation du GQG au milieu des lazzis. Nous voyons passer Moreau avec son cirque. Il devait être fait prisonnier quelques heures après. Nous avons assisté à la messe de l'abbé Dubois. Il fait une chaleur étouffante. Après déjeuner, nous recevons l'ordre de partir pour Le Boulay-Morin. Nous sommes obligés de passer par des barricades gênantes où sont déjà campés des chars de combat. Les parents de Houdart le cherchent partout, et ne parviendront pas à le joindre. J'arrive au Boulay-Morin à seize heures trente le 9 juin. Je me trouve dans un pays charmant, si près de Pacy... J'essaye de faire un PS. On m'a dit que c'est urgent. Les villageois habitent encore le pays. Le maire refuse de me donner une maison. Je l'attrape et lui dis qu'il sera forcé de partir la nuit même. Son garde, qui habite en face de chez lui, m'offre une grande pièce, ancienne boutique. Nous la nettoyons, nous installons notre PS, qui, bientôt après, fonctionne. J'avais auparavant rendu visite à un colonel qui revenait avec tous ses officiers de Dunkerque, et qui ne voulait plus rien faire. Il me refuse un PS, m'interdit de m'installer dans le village et me conseille d'aller dans un autre pays. Je suis médusé. Je ne me mets pas en colère cependant. Je m'installe. J'ai des blessés qui arrivent, des militaires et des civils. Je vois encore quelques Anglais, et surtout une malheureuse Française qui a reçu un éclat d'obus dans la colonne dorsale, totalement paraplégique. Elle était partie de Paris, en taxi, pour aller chercher sa fille en Normandie. Elle avait été mitraillée à quelques kilomètres du Boulay-Morin. Le chauffeur du taxi l'avait laissée sur le bord de la route, lui avait volé son sac, était parti ! Par ailleurs, je remonte le pauvre vieux garde qui m'a donné une partie de sa maison et qui pleure, car il sent qu'il va être forcé de quitter son pays. Il a économisé sou par sou pour acheter et aménager sa demeure. Le pauvre homme !

Evreux est terriblement bombardé. Le 2ᵉ RDP au nord fait des prodiges. Le capitaine Bronet m'avait dit que cette unité n'avait encore que dix tués, mais il dut y en avoir beaucoup plus en Normandie. Les hussards tiennent magnifiquement Cailly, mais ils sont décimés, et les blessés sont achevés. Ils se cachent dans les blés ! Nous avons beaucoup à faire. Evreux est embouteillé, sans arrêt les avions lâchent leurs bombes, nous ne savons plus où envoyer nos blessés. On nous dit Bagnoles-de-l'Orne, et nous manquons de voitures. Nous y arrivons tout de même. Un message m'arrive apporté par le colonel, nous avons des blessés dans la boucle des Andelys qu'il faudrait aller chercher, j'envoie Durnerin, Jamain et un chauffeur de taxi avec une ambulance sanitaire et un camion Citroën. Hélas ! Anemin n'avait pas dû vérifier cette note : nos camarades devaient être accueillis quelques minutes après, à la mitrailleuse, puis emmenés dans Les Andelys, où Durnerin eut la honte de voir une femme française faire des appels aux Allemands qui pénétraient dans la ville. C'est là qu'il fut blessé ainsi que ses deux compagnons.

Nos évacuations sont de plus en plus en difficulté. Evreux est en feu, et nous continuons comme nous pouvons. Il n'est pas question pour moi d'aller à Pacy. Un autre sujet d'inquiétude va s'ajouter à celui-là. Nous voyons un régiment d'infanterie qui doit monter en ligne, et qui y part sans enthousiasme, le médecin capitaine de cette unité ne se décidant pas à nous quitter. Un capitaine disait aux hommes de sa compagnie : « Alors, vous voulez vous battre ou non ? » C'était navrant. Toute la nuit, toute la journée du lendemain, nous avons fait des évacuations. Le maire étant parti dans la nuit, dès le lendemain matin, j'avais installé un second poste de secours dans sa salle à manger. Les Anglais commençaient à refluer. Le village était désert. D'un seul coup, dans la nuit du 9 au 10, tout le monde était parti, ainsi d'ailleurs que tous les officiers qui se disaient de Dunkerque et qui lisaient des journaux. Dans la nuit du 9 au 10, j'avais couché dans une étable à porcs, et la nuit suivante, je couchais dans la chambre du maire. Tandis que Desbordes explorait avec joie la maison d'un professeur de la Faculté de pharmacie, du nom de Herissey, qui revint pour prendre un lapin de quelques semaines ! et laissa ses tableaux et ses couvertures. Dans la journée du 10, les hussards commencèrent à redescendre. Je plaçai un planton au carrefour. Tout allait mal. Le colonel et le capitaine envoyaient de l'argent à leur famille qu'ils confièrent à Pertron chargé de faire partir ces sommes en évacuant des blessés avec Le Brec. Le lendemain ces deux hommes qui voulaient nous rejoindre ont passé par Evreux, se sont fait mitrailler, et c'est là que Pertron fut blessé. Ils avaient pensé à reculer, mais Le Brec avait dit à Pertron : « On dirait que nous avons eu peur. » Le mardi 11 juin, j'étais allé à la messe, et j'avais réglé un conflit entre deux réfugiés, mais nous dûmes partir car les Allemands arrivaient. Il ne restait plus dans le village que le colonel Jacottet avec un peloton de dragons et une mitrailleuse. Monté sur un tas de fumier, il montrait à ses hommes où tirer. Nous avions l'ordre d'aller à Ferrières-Haut-Clocher, après avoir contourné Evreux, en feu, et magnifique. Nous y étions pour midi. Il nous avait fallu enterrer au Boulay-Morin un malheureux sous-officier qui avait été tué par des Français alors qu'il était en bras de chemise, à motocyclette, en train de porter un message urgent. Il allait à toute vitesse et n'avait pas entendu l'ordre d'arrêt qui lui avait été donné par des sentinelles camouflées. Nous avions avec nous depuis quelques jours un jeune lieutenant malade du RDP que nous remontions. C'est lui qui avait refoulé les Allemands de Liesse : 90 Allemands tués. Pas de pertes françaises.

A Ferrières-Haut-Clocher nous n'avions pas à aller dans le village, mais nous trouvâmes une ferme voisine où nous avons déjeuné, avant de gagner Saint-Aubin où j'arrivai à quinze heures. Le village était vide, nous vîmes arriver des hommes en mécano dont nous ne savions pas qui ils étaient. C'étaient des soldats du génie de la division. Il fallut se mettre en colère pour les empêcher de boire le Pernod des cafés. Laurence passe son temps à casser les bouteilles dans un puits ! J'installai un PS dans une maison magnifique et confortable. Nous reçûmes des blessés de Pont-de-l'Arche, qui étaient restés plusieurs jours sur les piles du pont qu'ils avaient fait sauter, ils étaient exténués et couverts de petites blessures. Nous eûmes aussi des évadés qui avaient franchi la Seine à la nage alors que les Allemands avaient déjà traversé. Il y eut encore une luxation de l'épaule à réduire. Nous vîmes passer, avec émotion, les restes du 6e Dragons que Jacottet passe en revue devant nous. Il y avait beaucoup de chevaux vides ! Jacottet était d'une tristesse poignante, ces hommes harassés passaient et se redressaient devant leur colonel. C'est un beau souvenir. Dans la nuit même, il fallut quitter rapidement Saint-Aubin ; nous avions vu fuir les fantassins qui avaient jeté leur fusil. L'un d'eux fut giflé par le colonel Arlabosse. Il avait jeté son fusil et prétendait que son capitaine avait fui. Il se rétracta par la suite et avoua qu'il avait eu peur. Un autre nous dit : « Ah les salauds, ils m'ont tiré dessus. » Cette division était bien lamentable ! Nous quittons rapidement Saint-Aubin le 12 juin à une heure du matin. Je reçois l'ordre d'aller faire un cantonnement à Villez-le-Neubourg. Il pleut. J'arrive avec difficulté à trouver le pays, qui n'est pas directement sur la route, comme l'avait laissé croire la carte. Il n'y a plus que quelques réfugiés. Croizard me fait sauter les portes, et nous nous installons dans un intérieur très Galeries-Barbès. Je sers la messe de l'abbé Dubois, je soigne les blessés d'un accident de voiture, quelques militaires blessés par torpille et par balle. Nos évacuations sont de plus en plus difficiles. Dans la nuit du 12 au 13, à deux heures du matin, je reçois l'ordre d'aller faire un cantonnement à Sainte-Marguerite-en-Ouche, et j'y arrive à cinq heures du matin. Il y avait à Saint-Aubin un couvent de vieillards, dont les sœurs étaient restées avec les vieux alors que tout le village avait fui. Croizard leur fit des cadeaux magnifiques : il dévalisa pour eux les épiceries. « Vaut mieux que ce soit vous, mes bonnes sœurs ! – Mais que va dire le bon Dieu ? », disaient les sœurs en emmenant leurs larcins. C'est à Saint-Aubin qu'il y avait des fusils de chasse dans la mairie ouverte, ainsi que tous les cachets officiels du pays, qui avaient été laissés là.

A Sainte-Marguerite-en-Ouche, nous trouvâmes un pays encore occupé par ses habitants, mais d'une pauvreté incroyable. Les maisons étaient construites en terre battue. Il n'y avait pas d'eau courante, les gens allant habituellement chercher l'eau à Bernay dans une voiture hippomobile. Nous nous installons avec de grandes difficultés dans une maison abandonnée, la seule vide, aussi peu correcte que les autres, et nous prenons nos repas dans un café, servis par une vieille édentée. On nous amène encore quelques blessés des RAM par torpille. Il est tombé une torpille aux pieds de Raboutet, mais elle n'a pas éclaté. Quelques blessés dans la journée. Un soldat du 90ᵉ RA reste avec nous quelques heures pour fluxion hémorroïdaire Elle rentrera d'un seul coup, le soir, au cours du combat aérien qui oppose le dernier avion de la division à une escadrille de Messerschmitt. Cet avion tomba à quelques centaines de mètres de nous. Les Allemands s'acharnèrent dessus.

Et nous ne retrouvâmes que les restes calcinés des trois malheureux aviateurs sans un signe de reconnaissance. Mon cousin Pierre en était-il ? Je ne le savais pas, les corps étaient réduits à cinquante centimètres et n'avaient plus ni tête ni membres. Le lendemain, alors que nous les enterrions, le commandant – venu pour prendre ses hommes avec un détachement des rampants de la division – eut une phrase malheureuse. Sachant quels étaient mes liens avec Pierre, alors que j'étais inquiet, il me dit : « Ça devait être lui, car pour faire une bêtise comme celle-là, il ne pouvait y avoir que lui. » Il s'agissait d'une manœuvre en piqué, faite par l'aviateur. Je ne sus que plusieurs semaines après que ce n'était pas Pierre. J'avais été partiellement rassuré par un jeune sous-lieutenant aviateur détaché au GQG. Le 14, à vingt et une heures trente, nous quittions Sainte-Marguerite pour Courtomer, où nous sommes arrivés le 15 juin à deux heures du matin. A notre entrée, nous fûmes pris pour des Allemands et salués par des Français à la Hitler. Une postière affolée remit au capitaine un paquet, qu'elle ne vint chercher que le lendemain matin, il contenait deux millions de francs appartenant à l'Etat. Nous

nous installons dans une maison splendide où je dors dans un bon lit, tandis que les femmes à qui la maison appartenait, décidées à partir, ne savent plus ce qu'elles font et entrent de temps à autre dans la chambre en poussant des cris hystériques. Je dors. Le lendemain matin 15 juin, nous voyons surtout des éclopés de régiments d'infanterie qui retraitent. Que de plaies aux pieds ! Nous donnons des soins, des bicyclettes. Nous voyons passer de malheureux réfugiés traînant ou poussant des voitures. C'est horriblement pénible. La cave, par contre, est bonne, et les volailles nombreuses. Nous faisons des repas réparateurs. Le dimanche 16 juin, nous partons à huit heures trente, après la messe, pour Semalle ; nous passons par Sées, ville qui me semble magnifique, que Guillaumat a malheureusement déjà quittée. Nous arrivons à dix heures trente. Nous nous installons dans l'école, car nous sommes avec le génie de la division qui nous a précédés de peu et qui occupe le château. J'ai failli prendre une maison lointaine, mais elle est d'accès difficile, certains vont y loger. Nous voyons dans la matinée quelques blessés, dont une pauvre vieille, blessée sur les routes. Elle avait quitté Louviers seule, à quatre-vingts ans ! Elle avait été renversée par une voiture près de Semalle. Elle me rappelait une autre très vieille femme de Poix qui avait été retrouvée couverte de sang et de gravats, sous sa maison démolie, et qui était furieuse. Nous sommes tout près de l'église. Je m'installe dans une chambre faite autant que possible avec des draps propres ! Mais, à minuit trente, il faut partir, nous remettons tout en marche, nous passons par Alençon et nous arrivons à Neau à six heures trente, le 17 juin. Entre Evron et Montsûrs, nous nous installons dans une école, et dans le château. Je me mets dans la chambre de la châtelaine. Tout est en l'air, elle a dû quitter son domaine avec précipitation ! Je suis obligé de repousser sa gaine pour me coucher dans son lit. Je suis tellement fatigué que je ne m'inquiète pas pour si peu. On nous amène un gendarme grièvement blessé : il y a un bombardement, à quelques kilomètres de là, d'un camp de réfugiés de l'Aisne. Je vois de pauvres gens égarés, affolés, nous les aidons ; une femme, avec deux enfants très jeunes, qui se dit femme d'officier. L'institutrice du pays fait du mauvais esprit : les officiers n'ont pas besoin de lits, ils n'ont qu'à coucher avec leurs hommes ! Nous sommes obligés de veiller à l'esprit des hommes. A midi, la TSF aurait annoncé des pourparlers d'armistice ; nous sommes tous navrés, mais il paraît que nous en soyons soulagés tant la situation nous semble désespérée. Il y a de telles débandades ! Le soir, à vingt-deux heures trente, nous quittons rapidement Neau, car les Allemands arrivent. Nous traversons Laval. Goyet est ravi ! C'est sa ville ! Nous arrivons à La Gravelle à zéro heure trente, le 18 juin 1940. Nous y dormons comme nous pouvons, dans un pré. Pendant que nous y sommes, quelques Allemands passent. Il y a là trois cents soldats qui ont jeté leurs armes dans une mare sur un ordre donné par l'un d'eux, devant quelques Allemands seuls. Ils ont tous obéi, sauf un. Les Allemands l'ont jeté dans la mare, sans plus, et ils attendent. Quand ils voient le lendemain matin l'abbé Dubois, ils le prennent pour un espion, l'arrêtent, l'interrogent longuement. On nous donne l'ordre d'aller à Piré. Nous passons la Loire à Ancenis. Le général Petiet fait lui-même le service d'ordre et, de ce fait, nous passons très vite. Nous le saluons, il semble très inquiet. Il n'est passé de notre division que l'escadron antichars du 3e RAM, quelques éléments du 2e RDP, quelques chars, le 72e RA, l'EM et nous. La cavalerie est laissée près de Rennes, dans la région de Piré, où elle sera faite prisonnière au mépris de la promesse donnée, plusieurs jours après l'armistice. A Ancenis, le pont doit sauter juste après notre passage. Nous arrivons à Fontevrault à dix-neuf heures. Nous allons dans un hôtel archi-comble où nous pouvons dîner. Impossible de téléphoner, même dans le département, le téléphone est coupé ! Nous couchons en plein air, le long d'un chemin de fer communal, d'intérêt local. Le lendemain matin, j'essaie d'envoyer un télégramme. Même impossibilité. Je me contente de cartes illustrées qui n'arriveront pas. A vingt heures, nous partons de Fontevrault, nous arrivons à Cirières à vingt-trois heures trente. Je couche la nuit dans une chambre de presbytère avec l'abbé Dubois. Le lendemain matin, nous bavardons avec le curé qui nous annonce qu'il y a un schisme dans le pays. Nous partons à quatorze heures, nous nous installons à la Herse, partons à deux heures du matin. Nous arrivons à quatre heures, le 21, à Verruges d'où nous partons le lendemain à dix-sept heures, en laissant Bernardeau pour attendre les voitures en retard et nous arrivons ainsi à vingt heures, le 21, dans la forêt de Verrières. Il est question d'une nouvelle bataille près de Poitiers. Je me sens très fatigué, et pour la première fois, mal à mon aise. J'installe un poste de secours à La Couarde, maison forestière. Nous y restons une journée à côté d'un poste de DCA. Nous repartons le 22, à vingt et une heures, et nous arrivons ainsi à Saintes en Charente où là je sers la messe à six heures. Nous y restons jusqu'à vingt-trois heures. Nous arrivons le 24. Nous sommes logés dans une grande ferme. J'installe un PS à quatre heures du matin à L'Oisellerie, près d'Angoulême, à cinq kilomètres au sud. Nous y couchons. Il y a là une partie des archives du ministère de la Guerre. Quand nous partons, le directeur de l'école d'agriculture nous dit que nous sommes le premier élément organisé qu'il voit passer. Nous avons perdu, depuis la Loire, Belzick et Lefèvre, qui nous ont volontairement abandonnés. Depuis Verrières, nous avons des Allemands devant, derrière et sur les côtés. Croizard va voir à chaque village s'il est ou non occupé par l'ennemi. On nous prend pour des Allemands ! Le 24, à dix heures, nous partons pour

Saint-Seurin où nous arrivons à treize heures trente. Le maréchal Pétain a pris le pouvoir, certains ordres dictatoriaux sont donnés ; nous nous installons dans un café, nous déjeunons confortablement. Le maire est charmant, tout est organisé, nous serons bien logés. Il y a des cantines magnifiques. Nous recevons alors la visite des gendarmes qui m'interrogent longuement ; nous sommes dans une zone franche que les Allemands n'ont pas envahie par respect pour le gouvernement de Bordeaux ! Notre ordre, mal écrit, nous avait envoyés dans une mauvaise direction. Nous repartons dans l'après-midi et le soir, à dix-neuf heures, nous rejoignons le gros du GSD à Saint-Seurin près de Beaupoyet, en Dordogne. C'est un village perdu, rempli d'Alsaciens charmants. Je loge chez une Alsacienne. Le lendemain 25 juin, nous avons l'ordre de quitter Saint-Seurin pour gagner Saint-Martin-de-Gurçon, où nous sommes parfaitement reçus par des gens aimables. Nous avons une messe pour nos morts, une cérémonie commémorative, les adieux du colonel, un champagne d'honneur chez le maire. Je remets leur décoration à Omnès, à Thomas, à Leuhet. Je les avais déjà prévenus de leur distinction. Nous jouons aux cartes. Je vois quelques malades. Le 25, l'armistice est signé. Croizard est désolé, il avait seul pleuré à Neau, quand nous avions su que les pourparlers étaient engagés. Le 29 juin, les Allemands viennent pour occuper Saint-Martin-de-Gurçon, ils volent à Laurence ses jumelles, et s'installent à Saint-Martin au mépris de l'armistice. Nous partons à huit heures trente, nous arrivons à Saint-Rémy-de-Gurçon à dix heures trente. Nous sommes dans la campagne sans cantonnement. Nous trouvons un café où déjeuner. Sudre est obstinément immobile, il refuse de faire du café que réclame l'aumônier, et je l'engueule. Des Allemands passent. L'aumônier et moi sommes seuls à ne pas aller les voir. La veille, le commandant Bony s'était mis au garde-àvous et avait salué un première classe allemand. Nous partons de Saint-Rémy à quinze heures quinze. Nous arrivons à Saint-Martial-d'Artenset peu de temps après. Le colonel Clouët des Pesruches y est déjà avec l'échelon arrière de l'état-major. Je parle avec lui. Ils s'en vont. Nous installons les hommes dans l'école, le capitaine et plusieurs officiers chez le notable du pays. Je vais chez la postière, ou bien couche un jour dehors, dans le coin d'une belle maison avec les hommes de la SSA. Je passe là un long mois. J'avais organisé un poste de secours dans une annexe de boucherie. J'y donnais des consultations. Je vis alors beaucoup de malades civils, surtout des Alsaciens. La vie était monotone. Je lus des livres médiocres de Benoit, et d'autres auteurs de second ordre. J'opère une appendicite aiguë chez un jeune enfant avec un médecin chirurgien réfugié à Bergerac, du nom de Chicaudart, qui se dit assistant de Paris. Je vois deux épididymites tuberculeuses, une gonococcie, et bien d'autres misères chez des officiers. Je suis médecin consultant auprès d'Avenier (jeune Belge à la broncho-pneumonie), auprès de Lafery (la scarlatine). Je vois chaque jour des malades intéressants, mais qui m'occupent peu de temps. Je pars enfin vider l'effectif après le départ du capitaine, chef de poste. J'ai la joie de refuser le passage au ministre de l'Intérieur Marquet : ses papiers ne sont pas en règle. Paul-Boncour est passé à Saint-Martial. Il vient parler aux hommes mais sur les conseils d'un capitaine d'artillerie, il remonte avec précipitation dans sa voiture et part. Je vois passer le corps diplomatique. L'abbé Dubois et le capitaine, avant leur départ, vont à Royan, ils maquillent une voiture et la carte grise, c'est navrant ! Tout le monde le sait. Enfin, après une belle dispute avec None, je liquide le GSD et j'ai la joie d'être démobilisé par le commandant Mouly qui m'avait invité à déjeuner à Mussidan. Le 3 août, je pars à dix-neuf heures trente-deux.

Pour la première fois je vois les Allemands vainqueurs. Je voyage avec Robert et quelques soldats de l'EDR. Nous changeons à Coutras, je les abandonne à Bordeaux. J'y dîne avec un officier d'artillerie, agrégé de sciences, qui a fait la guerre avec Herrenschmidt. Je prends le soir à minuit un train pour La Rochelle où j'arrive entre six et sept heures du matin. Je vais me reposer sur le port avant de reprendre le train pour Nantes. Je suis exténué par tous mes paquets. Je prends le car. J'arrive à La Bernerie. Jacqueline est à bicyclette. Je vois ma fille Françoise et mes tantes Rivet, puis Jacqueline et son père.

La première partie de la guerre est finie.

TABLE

CHEZ LE MÊME ÉDITEUR

Marc Abélès, *Jours tranquilles en 89*, ethnologie politique d'un département français.

L'âge de la science, n° 1 : éthique et philosophie politique.

L'âge de la science, n° 2 : épistémologie.

Anatole Abragam, *De la physique avant toute chose*.

Claude Allègre, *Les fureurs de la terre*.

Elisabeth Badinter, *L'un est l'autre*.

Michel Baroin, *La force de l'amour*.

Jean-Claude Barreau, *Du bon gouvernement*.

Michèle Barzach, *Le paravent des égoïsmes*.

Jean Bernard, *C'est de l'homme qu'il s'agit*.

Jacques Blamont, *Vénus dévoilée, voyage autour d'une planète*.

Ricardo Bofill, *Espaces d'une vie*.

Jean-Pierre Changeux, Alain Connes, *Matière à pensée*.

Laurent Cohen-Tanugi, *La métamorphose de la démocratie*.

Colloque, *Pierre Mendès France et l'économie*.

Conférence des lauréats du prix Nobel, *Promesses et menaces à l'aube du XXIe siècle*.

Yves Coppens, *Pré-ambules, Les premiers pas de l'homme*.

Michelle Coquillat, *Romans d'amour*.

Francis Crick, *Une vie à découvrir*.

Robert Dantzer, *L'illusion psychosomatique*.

Régis Debray, *Que vive la République*.

Régis Debray, *Tous azimuts*.

Alain Devaquet, *L'amibe et l'étudiant, université et recherche : l'état d'urgence*.

Michel Drancourt, *L'économie volontaire, l'exemple du Japon*.

Jacques de Fouchier, *La Banque et la vie*.

José Frèches, *Voyage au centre du pouvoir*.

Pierre Gascar, *Du côté de chez Monsieur Pasteur*.

Gilles-Gaston Granger, *Essai d'une philosophie du style*.

Gilles-Gaston Granger, *Pour la connaissance philosophique*.

Gilles-Gaston Granger, *La mathématique sociale du marquis de Condorcet*.

François Gros, *Les secrets du gène*

Claude Hagège, *Le français et les siècles.*
Joe Haines, *L'incroyable Monsieur Maxwell.*
John Haugeland, *L'esprit dans la machine.*
François Jacob, *La statue intérieure.*
Pierre Karli, *L'homme agressif.*
Anne de Kervasdoué, *Questions de femmes.*
Philippe Kourilsky, *Les artisans de l'hérédité.*
Philippe Laburthe-Tolra, *Le tombeau du soleil.*
Philippe Laburthe-Tolra, *L'étendard du prophète.*
Philippe Lazar, *Les explorateurs de la santé.*
André Lebeau, *L'espace en héritage.*
Hervé Le Bras, *Les trois France.*
Xavier Le Pichon, *Kaiko. Voyage aux extrémités de la terre.*
Claude Lévi-Strauss, Didier Eribon, *De près et de loin.*
Edward N. Luttwak, *Le paradoxe de la stratégie.*
Philippe Meyer, *Le mythe de jouvence.*
Alexandre Minkowski, *L'art de naître.*
Hubert Montagner, *L'attachement, les débuts de la tendresse.*
Benno Müller-Hill, *Science nazie, science de mort.*
Jacques Ninio, *L'empreinte des sens.*
Claude Olievenstein, *Le non-dit des émotions.*
Edgard Pisani, *Pour l'Afrique.*
Ginette Raimbault, Caroline Eliacheff, *Les indomptables. Figures de
    l'anorexie.*
Michel Rocard, *Le cœur à l'ouvrage.*
Louis Roussel, *La famille incertaine.*
Jacques Ruffié, *Le sexe et la mort.*
Alfred Sauvy, *Aux sources de l'humour.*
Evry Schatzman, *La science menacée.*
Max J. Skidmore, Marshall Carter Tripp, *La démocratie américaine.*
Christian Stoffaës, *Fins de mondes.*
François Sureau, *L'indépendance à l'épreuve.*
Henri Teissier du Cros, *Louis Armand, visionnaire de la modernité.*
Emmanuel Terray, *Lettres à la fugitive.*
Alain Touraine, *La parole et le sang.*
Jean-Didier Vincent, *Biologie des passions.*
Edouard Zarifian, *Les Jardiniers de la folie.*
Françoise Zonabend, *La presqu'île au nucléaire.*

Imprimé par Lightning Source France
1 avenue Gutenberg
78310 Maurepas

N° d'édition : 7381-0076-Y